suhrkamp taschenbuch
wissenschaft 1377

Vor fast zweitausend Jahren schrieb der römische Philosoph Seneca: »Wenn ich aber weiß, daß ich ohne Ende leiden muß, dann will ich nicht mehr leben; nicht des Leidens selbst wegen, sondern weil es mir bei all dem im Wege steht, was mir das Leben lebenswert macht«.
Ist das Verbot unseres geltenden Strafrechts, einem solchen Wunsch nach Sterbehilfe zu entsprechen, ein notwendiger Damm gegen die »schleichende Rückkehr der Barbarei« (so der Vizepräsident der Bundesärztekammer, Jörg-Dietrich Hoppe)?
Oder ist dieses Verbot vielmehr eine »Insel der Inhumanität als Folge kirchlichen Einflusses auf unsere Rechtsordnung« (so der ehemalige Präsident des Bundesverfassungsgerichts, Wolfgang Zeidler)?

Die Diskussion um die Voraussetzungen zulässiger Sterbehilfe ist in Deutschland von Dogmen und Vorurteilen bestimmt. Im Gegensatz zu den tonangebenden Rechtswissenschaftlern und Medizinern macht der Autor die realen Interessen der leidenden Menschen zum Ausgangspunkt seiner ethischen Überlegungen. Er plädiert für eine Liberalisierung der Sterbehilfevorschriften in Rechtsordnung und ärztlicher Standesmoral.

Norbert Hoerster, Dr. jur. et phil., 1974-1998 Professor für Rechts- und Sozialphilosophie an der Universität Mainz. Im Suhrkamp Verlag hat er veröffentlicht: *Abtreibung im säkularen Staat. Argumente gegen den §218*, 1991, 2. Aufl. 1995 (stw 929); *Neugeborene und das Recht auf Leben*, 1995 (stw 1215).

Norbert Hoerster

Sterbehilfe im säkularen Staat

Suhrkamp

Die Deutsche Bibliothek – CIP-Einheitsaufnahme
Hoerster, Norbert:
Sterbehilfe im säkularen Staat /
Norbert Hoerster. –
1. Aufl. –
Frankfurt am Main : Suhrkamp, 1998
(Suhrkamp-Taschenbuch Wissenschaft ; 1377)
ISBN 3-518-28977-2

suhrkamp taschenbuch wissenschaft 1377
Erste Auflage 1998

Druck: Wagner GmbH, Nördlingen
Printed in Germany
Umschlag nach Entwürfen von
Willy Fleckhaus und Rolf Staudt

1 2 3 4 5 6 – 03 02 01 00 99 98

Inhalt

Vorwort

In dem äußerst eindrucksvollen Buch eines amerikanischen Arztes stehen die Sätze: »Obwohl ich ein begeisterter Befürworter der Hospizpflege bin, beunruhigt es mich tief, daß viele Ärzte nicht bereit sind, offen zu bekennen, daß sie ihre Grenzen hat. Wenn wir nicht zugeben, daß der Tod mit unerträglichen Leiden verbunden sein kann, wie sollen wir dann Alternativen entwikkeln, die den Bedürfnissen von Patienten entsprechen, die nur noch darauf hoffen können, durch den Tod von ihren Leiden erlöst zu werden? Damit lassen wir diejenigen im Stich, deren Not am größten ist, und verstoßen gegen Grundprinzipien der Hospizpflege«[1]. –

Unter »Sterbehilfe« wird in dieser Schrift ausschließlich die Hilfe *zum* Sterben, nicht dagegen die Hilfe *beim* Sterben, also die Sterbebegleitung, verstanden. Der Grund liegt darin, daß die Hilfe *zum* Sterben, also die unter bestimmten Bedingungen erfolgende Herbeiführung des Todes bei einem anderen Menschen, gegen das allgemeine Tötungsverbot zu verstoßen scheint und insofern gravierende ethische und rechtliche Fragen aufwirft. Dementsprechend ist die Zulässigkeit einer Sterbehilfe, die Hilfe *zum* Sterben gewährt, in unserer Gesellschaft lebhaft umstritten. Dies trifft auf eine Sterbehilfe, die Hilfe *beim* Sterben gewährt, nicht zu. Niemand wird die Zulässigkeit einer Sterbebegleitung in Frage stellen wollen. Selbstverständlich ist eine Sterbebegleitung prinzipiell rechtlich und ethisch zulässig, ja in hohem Maße erwünscht. Sofern hier Probleme auftreten, liegen sie vorwiegend auf fachmedizinischem, organisatori-

1 Quill 1994, 33 (näher ausgeführt 136 ff.). Das Zitat auf dem Buchrücken ist entnommen aus: Quill 1994, 27; die Zitate auf S. 2 stammen aus: Seneca 1974, 490; Hoppe 1996; Zeidler, zitiert nach: Koch 1991, 69.

schem und finanziellem Gebiet. Diese Probleme sind sehr andersartiger Natur als die spezifisch normativen Probleme der Sterbehilfe und werden deshalb hier nicht behandelt werden.

Andererseits wird außer der eigentlichen Sterbehilfeproblematik, die im Zentrum dieser Schrift steht, in Kapitel 7 eine Thematik behandelt werden, die in gewisser Hinsicht Berührungspunkte zur Sterbehilfeproblematik aufweist: Die Zulässigkeit von Organentnahmen zu Transplantationszwecken bei Menschen, die – so eine verbreitete Meinung – nicht tot sind, sondern erst im Sterben liegen; sowie die Zulässigkeit eines Behandlungsabbruchs aus Kostengründen bei sogenannten »Koma-Patienten«.

Im Jahr 1986 erklärte ein Arbeitskreis von zweiundzwanzig deutschen Strafrechtswissenschaftlern und Medizinern zur gegenwärtigen rechtlichen Regelung der Sterbehilfe: »Das geltende Strafrecht, so wie es zur Zeit von der Rechtsprechung gehandhabt wird, gibt keine hinreichende Orientierung«[2]. An dieser Lage der Dinge hat sich in Deutschland bis heute nichts geändert. Die einzige gesetzliche Vorschrift, die für die Problematik von unmittelbarer Relevanz ist, ist § 216 Strafgesetzbuch, der generell die »Tötung auf Verlangen« unter Strafe stellt. Doch auch diese Vorschrift wird der speziellen Konstellation der Sterbehilfe, in der es ja um die Tötung eines in einer ganz besonderen Situation befindlichen Menschen geht, in Wahrheit nicht gerecht.

Darf man generell bei einem anderen Menschen, dessen Weiterleben unter bestimmten Umständen nicht mehr als sinnvoll erscheint, den Tod herbeiführen? Darf man unter diesen Umständen auf eine mögliche lebensverlängernde Behandlung verzichten? Darf man zur Schmerzlinderung

2 Alternativentwurf 1986, V. Im Ergebnis freilich erschöpft sich dieser Entwurf weitgehend in einer ausdrücklichen Fixierung jener Prinzipien, die mit der herkömmlichen juristischen Praxis und der offiziellen ärztlichen Standesethik in Einklang stehen.

Medikamente anwenden, die den Eintritt des Todes beschleunigen? Ja, darf man den Tod gezielt herbeiführen? Welche Rolle muß bei alledem der Wille des Betroffenen selbst spielen? Wie ist dieser Wille im einzelnen zu ermitteln?

Das geltende Strafrecht gibt zur Beantwortung dieses gesamten Fragenkomplexes nicht nur keine »hinreichende« Orientierung. Jene Orientierung, die es gibt, ist darüber hinaus in mancher Hinsicht ethisch wenig überzeugend. Ein Beispiel: Der medizinische Laie, der aus Gewinnsucht einen Zyankalihandel betreibt und labilen Menschen, die sich in einer vorübergehenden Depression befinden, die Selbsttötung ermöglicht, bleibt – abgesehen von einem möglichen Verstoß gegen das Chemikaliengesetz – straflos; denn Anstiftung sowie Beihilfe zur Selbsttötung werden nach unserem geltenden Recht in keinem Fall bestraft. Der mitleidsvolle Arzt jedoch, der seinen schwer und unheilbar leidenden Patienten, der sich selbst nicht töten kann, aber wegen seiner hoffnungslosen Situation seine Tötung ausdrücklich wünscht, durch eine Spritze erlöst, wird wegen »Tötung auf Verlangen« mit Freiheitsstrafe bis zu fünf Jahren bestraft. Würde unser Strafrecht nicht vielleicht besser genau umgekehrt verfahren, also die Mitverursachung eines sinnlosen Todes bestrafen, die Beendigung eines sinnlosen Lebens dagegen straflos lassen?

Beide Aspekte – die Lückenhaftigkeit wie die Fragwürdigkeit – der gegenwärtigen Regelung lassen eine rechtsethische Neubesinnung über die Zulässigkeit der Sterbehilfe dringend notwendig erscheinen.[3] Eine solche Neubesinnung darf auch vor der sogenannten aktiven Sterbehilfe nicht haltmachen. Es ist ganz abwegig, jede Zulassung aktiver Sterbehilfe von vornherein, wie es häufig geschieht, als

3 Für eine hervorragende, knappe Einführung in die philosophischen Grundlagen der gesamten Thematik siehe Patzig 1987.

eine Wiederaufnahme der nationalsozialistischen Euthanasiepraxis hinzustellen.[4]

Eine humane Sterbehilfe, die an der Selbstbestimmung und an den Interessen der Betroffenen selbst orientiert ist, hat mit einer »Euthanasie«, die der Vernichtung »sozial Minderwertiger und Nutzloser« dient, nichts zu tun. Zwar birgt jede Zulassung von Sterbehilfe auch gewisse Mißbrauchsgefahren; doch diese müssen zum einen realistisch eingeschätzt und zum anderen gegen die positiven Seiten einer solchen Zulassung abgewogen werden.

In der gegenwärtigen deutschen Strafrechtswissenschaft findet eine grundsätzliche und unvoreingenommene Erörterung der Sterbehilfeproblematik nicht statt. Selbst ein mit den ethischen Aspekten dieser Problematik vertrauter Rechtswissenschaftler wie Reinhard Merkel, der noch vor einigen Jahren § 216 Strafgesetzbuch im »Zwielicht eines prinzipiellen Legitimationsmangels« erblickt hatte[5], erklärt inzwischen: »Wir brauchen keine Gesetzesänderungen«[6]. Sofern unsere Strafrechtswissenschaftler überhaupt über die Darstellung und zeitgeistgemäße Auslegung des geltenden Rechts hinausgehen, folgen sie durchweg dem Beispiel unserer Politiker: Sie berufen sich an entscheidenden Punkten einfach auf das schlagwortartige Prinzip von der »Unantastbarkeit« menschlichen Lebens und halten im übrigen alle Reformüberlegungen für unpassend, solange aus politischer Perspektive »noch keine konsensfähige Basis für ein Tätigwerden des Gesetzgebers zu sehen« ist.[7] Eine solche Wissenschaft, die sich der Politik anpaßt, anstatt ihr Vor-

4 So aber der Vatikan im Anschluß an die niederländische Neuregelung der Sterbehilfe, wie die *Frankfurter Allgemeine Zeitung* (1993, Nr. 44, S. 6) berichtet.

5 Merkel 1992, 85.

6 Merkel in: *Psychologie Heute* 1996, September, S. 54.

7 So etwa der in Rechtsfragen des menschlichen Lebensschutzes führende Strafrechtswissenschaftler Eser (1985, 69 bzw. 1986, 795).

schläge zu machen und sie zu kritisieren, verfehlt ihre Funktion.
Vor Beginn der eigentlichen Untersuchung seien hier jene drei Formen von Sterbehilfe benannt und partiell definiert, deren Unterscheidung in der rechtsethischen Diskussion um die Zulässigkeit der Sterbehilfe eine wichtige Rolle spielt. Der Leser hat so die Möglichkeit, diese Definitionen der drei unterschiedlichen Begriffe, die an zahlreichen Stellen des Buches vorkommen, im Bedarfsfall leicht wiederzufinden.

Aktive Sterbehilfe = Gezielte Herbeiführung des Todes durch Handeln.
Indirekte Sterbehilfe = In Kauf genommene Beschleunigung des Todeseintritts als Nebenwirkung gezielter Schmerzbekämpfung.
Passive Sterbehilfe = Herbeiführung des Todes durch Behandlungsverzicht.

Für wertvolle Hilfe danke ich meinem Freund und Kollegen Michael Baurmann.

1. Unantastbarkeit menschlichen Lebens?

Warum ist das Prinzip von der »Unantastbarkeit menschlichen Lebens« nicht geeignet, für ein Verbot der Sterbehilfe eine stichhaltige Begründung zu liefern? Dies ist deshalb der Fall, weil ein solches Prinzip, das zu einem Verbot der Sterbehilfe führen könnte, nicht nur in unserer geltenden Verfassung keine Stütze findet, sondern auch ohne fragwürdige weltanschauliche Voraussetzungen ethisch nicht begründbar ist.

Beginnen wir mit der Verfassung. Unser Grundgesetz erklärt in Art. 1 die »Würde des Menschen« für »unantastbar« und ordnet in Art. 2 an, daß jeder Mensch »das Recht auf Leben« hat. Stehen diese verfassungsrechtlichen Vorgaben unserer Rechtsordnung einer Zulassung der Sterbehilfe entgegen?

Dies wäre sicher dann der Fall, wenn die Herbeiführung des Todes im Zuge der Sterbehilfe ohne Einwilligung des Betroffenen erfolgen würde. Denn mit dem Recht eines Menschen auf sein Leben ist es generell unvereinbar, daß er ohne seine Zustimmung getötet wird; dies gilt selbstverständlich auch dann, wenn er unheilbar erkrankt ist oder wenn sein Tod ohnehin nah bevorsteht. Schon der Begriff »Sterbehilfe« – »Hilfe« zu etwas, das der Betroffene selbst wünscht – wäre hier offenbar fehl am Platze.

Schon aus diesem Grund hatten die typischen von den Nationalsozialisten im Rahmen ihres Euthanasieprogramms durchgeführten Tötungen mit einer echten Sterbehilfe nichts zu tun. Bei diesen Tötungen ging es nämlich nicht darum, Leben zu beenden, die für die Betroffenen selbst keinen Sinn mehr besaßen, sondern Leben zu beenden, denen vom Standpunkt der Gesellschaft aus der Wert abgesprochen wurde. Die Einwilligung der Betroffenen spielte dabei keine Rolle.

Auf das immer wieder vorgebrachte Argument, zwischen einer humanen Sterbehilfe und der Euthanasiepraxis der Nationalsozialisten lasse sich keine klare Grenze ziehen, werde ich in Kapitel 8 noch näher eingehen. Eine Euthanasie wie die unter den Nationalsozialisten jedenfalls wäre mit dem Recht auf Leben, wie es unsere Verfassung jedem Menschen einräumt, nicht vereinbar.

Von sekundärer Bedeutung ist in diesem Zusammenhang die Frage, wie man die *Begriffe* »Sterbehilfe« und »Euthanasie« im einzelnen definiert bzw. verwendet. Tatsache ist, daß der Begriff der Euthanasie im Sprachgebrauch unserer gegenwärtigen Gesellschaft von seiner *ursprünglichen* Bedeutung (»schöner Tod«) weitgehend losgelöst und vorwiegend mit den Verbrechen der Nationalsozialisten assoziiert wird. Dies spricht dafür, die in der Sache gebotene Distanzierung von der »Euthanasie« der Nationalsozialisten auch sprachlich deutlich zu machen und die Diskussion um eine ethisch akzeptable Form der »Euthanasie«, die nicht von vornherein den Stempel inhumaner Menschenrechtsverletzung trägt, ausschließlich unter dem Stichwort »Sterbehilfe« zu führen. Ich selbst werde in dieser Schrift jedenfalls so verfahren. Wer jedoch den international nach wie vor gebräuchlichen Begriff der Euthanasie zur Erörterung der hier anstehenden Fragen vorzieht, mag das tun. An den ethischen Argumenten, wie wir sie im einzelnen erörtern müssen, und an dem Ergebnis, zu dem uns diese Argumente führen werden, ändert sich dadurch nichts.

Während die Zulassung einer Tötung *ohne* Einwilligung des Betroffenen mit seinem Recht auf Leben unvereinbar wäre, trifft dies auf die Zulassung einer Tötung *mit* Einwilligung des Betroffenen nicht zu. Denn es gilt generell: Daß ein Individuum das Recht auf ein bestimmtes Gut hat, schließt nicht aus, daß dieses Individuum selber dieses Gut freiwillig zerstört oder preisgibt. So schließt beispielsweise das Recht auf Eigentum, das ich an meinem Klavier habe, in keiner Weise aus, daß ich das Klavier auf den Müll werfe oder zu Brennholz mache. Dabei ist es prinzipiell irrelevant, ob ich das Klavier selbst wegwerfe bzw. zerstöre oder ob ich es von einem Helfer wegwerfen bzw. zerstören lasse. Ebenso wie die Zerstörung einer *eigenen* Sache verstößt auch die Zerstörung einer *fremden* Sache mit Einwilligung ihres Eigentümers prinzipiell nicht gegen das Recht auf Eigentum.

Gleiches aber muß prinzipiell für jedes individuelle Recht, also auch für das Recht auf Leben gelten.[8] Die Zulassung einer Sterbehilfe mit Einwilligung des Betroffenen – also einer Fremdtötung mit Einwilligung – würde somit nicht gegen das in Art. 2 unseres Grundgesetzes normierte »Recht auf Leben« verstoßen.

Würde die Zulassung einer solchen Sterbehilfe gegen die in Art. 1 des Grundgesetzes für »unantastbar« erklärte »Würde des Menschen« verstoßen? Dies wird gelegentlich von Rechtswissenschaftlern behauptet: »Wer einem anderen die Möglichkeit einräumt, ihn zu töten, macht sich allein schon durch diesen Akt zum Verfügungsobjekt des anderen, was gegen die Würde des zu Tötenden verstößt«. Folglich werde durch jede direkte, aktive Form der Sterbehilfe »die Menschenwürde beeinträchtigt«, was eine strafrechtliche »Eingriffspflicht« des Staates zur Folge habe.[9] Da nach allgemeiner Auffassung ein wesentlicher Aspekt der »Menschenwürde« in der Selbstbestimmung oder Autonomie des Menschen besteht, gehen in dieselbe Richtung die Behauptung, durch jede Fremdtötung mit Einwilligung werde »die Selbstbestimmung durch Fremdbestim-

8 Daß die Einwilligung in die Verletzung eines eigenen Rechtsguts, um als wirksam gelten zu können, gewissen Bedingungen genügen muß, werden wir in Kapitel 2 sehen.

9 Wilms/Jäger 1988, 44.

mung ersetzt«[10], sowie die Behauptung, der betreffende Vorgang sei »nicht autonom, sondern heteronom«[11].
Diese Argumentation ist äußerst merkwürdig. Abgesehen davon, daß sie im Fall des individuellen Rechtsguts des Eigentums nie vorgebracht wird: Warum soll, juristisch wie ethisch betrachtet, die Fremdtötung mit Einwilligung gegen die Autonomie des Betroffenen verstoßen, wenn die Selbsttötung unbestritten *nicht* gegen die Autonomie verstößt? Wieso unterliegt der unheilbar Kranke zwar dann einer *Fremd*bestimmung, wenn er sich von einem Arzt mit einer Spritze töten läßt, nicht aber dann, wenn er sich vor einen Zug wirft? Wird nicht im Gegenteil gerade die *Selbst*bestimmung des Betroffenen gefördert, wenn er auch unter solchen Umständen, die ihm die Selbsttötung unmöglich machen, seinem Wunsch entsprechend sterben kann?
Eine Unantastbarkeit menschlichen Lebens, die eine Sterbehilfe verbietet, läßt sich also aus unserer geltenden Verfassung in keiner Weise herleiten. Es drängt sich die Vermutung auf, daß jene Rechtswissenschaftler, die das Gegenteil behaupten, in Wahrheit ihre eigene kompromißlose Ablehnung der Sterbehilfe einfach in die Verfassung hineininterpretieren.
Läßt sich aber – ganz unabhängig von unserem positiv geltenden Recht – eine die Sterbehilfe ausschließende Unantastbarkeit menschlichen Lebens vielleicht auf *ethischer* Basis begründen? Dies wäre sicher dann der Fall, wenn es eine in einer überpositiven Werteordnung fundierte und erkennbare Unantastbarkeit menschlichen Lebens gäbe, die eine Sterbehilfe ausschließt. Schon die generelle Annahme einer überpositiven Werteordnung ist jedoch wegen ihrer metaphysischen Voraussetzungen mit einem modernen, empirisch orientierten Weltbild kaum vereinbar. Darüber

10 Eser 1976, 400.
11 Giesen 1990, 934.

hinaus aber sind die sogenannten »Erkenntnisse« oder Intuitionen verschiedener Individuen über die ethische Zulässigkeit der Sterbehilfe völlig unterschiedlich. Ja, eine *ausnahmslos* geltende Unantastbarkeit menschlichen Lebens, wie sie einem Verbot der Sterbehilfe als Grundlage dienen könnte, wird offenbar von kaum jemandem »erkannt« bzw. akzeptiert. Nicht nur etwa das Töten in Notwehr, sondern sogar Massentötungen in einem Verteidigungskrieg werden sowohl von den allermeisten Individuen (ob Ethikern oder Laien) als auch von den moralischen und rechtlichen Institutionen so gut wie aller Gesellschaften durchaus gebilligt.

Selbst unter der Voraussetzung einer überpositiv geltenden Unantastbarkeit menschlichen Lebens wäre also zusätzlich zu zeigen, wieso diese Unantastbarkeit zwar grundsätzlich Ausnahmen zuläßt, aber gerade nicht die Ausnahme der Sterbehilfe. Dies ohne Begründung einfach zu behaupten, ist nichts anderes als eine willkürliche, dogmatische Setzung.

Besonders ärgerlich wird ein derartiges Vorgehen dann, wenn es selbst offene logische Widersprüche nicht scheut. So behaupten beispielsweise die Verfasser des im Vorwort angeführten *Alternativentwurfs eines Gesetzes über Sterbehilfe* im Zusammenhang mit ihrer Ablehnung der Freigabe einer aktiven Sterbehilfe, ihr Entwurf bejahe »uneingeschränkt die *Unantastbarkeit fremden Lebens*«. Eine halbe Seite weiter jedoch weisen sie selber billigend darauf hin, daß nach geltendem Recht eine Tötung »z. B. im Wege einer rechtfertigenden Pflichtenkollision« durchaus zulässig ist.[12] Was soll ein halbwegs intelligenter Leser des *Alternativentwurfs* von einer solchen »uneingeschränkten Unantastbarkeit« halten?

Es wäre nicht schwer, an dieser Stelle eine Fülle von weite-

12 Alternativentwurf 1986, 36.

ren Belegen dafür beizubringen, daß die sogenannte »Unantastbarkeit« des menschlichen Lebens im Rahmen der zeitgenössischen Sterbehilfediskussion ausschließlich die Funktion eines ideologischen Schlagworts erfüllt. Eine Norm, wonach menschliches Leben *im Normalfall* nicht verletzt werden darf, also »unantastbar« ist, wird bekanntlich von jedermann akzeptiert. Diese »Unantastbarkeit« im Normalfall setzt man nun einfach gleich mit einer *ausnahmslosen* »Unantastbarkeit« bzw. mit einer »Unantastbarkeit« im Sinne des derzeit geltenden Strafrechts. Wer für die Freigabe der Sterbehilfe plädiert, plädiert danach für die Preisgabe *jeglicher* »Unantastbarkeit« menschlichen Lebens, also auch für die Preisgabe der von jedermann akzeptierten »Unantastbarkeit« im Normalfall. So gelingt es, die Sterbehilfe als Angriff auf den höchsten Wert unserer Moral- und Rechtsordnung zu diskreditieren – ohne auch nur ein einziges sachbezogenes *Argument* bemüht zu haben!

Wie kommt es, daß das Schlagwort von der »Unantastbarkeit« menschlichen Lebens sich zum Zweck der Tabuisierung der Sterbehilfe in unserer Gesellschaft – unter Wissenschaftlern wie in der Öffentlichkeit – solcher Verbreitung erfreut? Dies hängt ohne Zweifel damit zusammen, daß die christlichen Kirchen und ihre Theologen seit je zumindest gewisse Formen von Sterbehilfe vehement ablehnen und sich bei dieser Ablehnung besonders auf dieses Schlagwort berufen.

So steht die päpstliche Enzyklika *Evangelium vitae*, in der Johannes Paul II. Abtreibung und Euthanasie als die »neuen Bedrohungen des menschlichen Lebens« verurteilt, unter dem ausdrücklichen Motto der »Unantastbarkeit des menschlichen Lebens«[13]. Diese Unantastbarkeit, die »aus der Heiligkeit des Lebens erwächst«, beruht für den Papst darauf, daß das Leben letztlich nicht dem Menschen ge-

13 Papst Johannes Paul II. 1995, 8f. bzw. Titel.

hört, sondern »Eigentum und Geschenk Gottes, des Schöpfers und Vaters, ist«[14]: »Gott erklärt sich zum absoluten Herren über das Leben des nach seinem Bild und Gleichnis gestalteten Menschen (vgl. *Gen* 1, 26-28). Das menschliche Leben weist somit einen heiligmäßigen und unverletzlichen Charakter auf, in dem sich die Unantastbarkeit des Schöpfers selber widerspiegelt.« Nicht durch Gott, »der keine Freude am Untergang der Lebenden hat«, sondern durch den Teufel, »durch seinen Neid kam der Tod in die Welt«. Der Teufel ist es deshalb, der hinter Abtreibung und Euthanasie, den »neuen Bedrohungen des menschlichen Lebens«, steht; »durch Irreführung lenkt er den Menschen auf die Ziele Sünde und Tod, die als Lebensziele und Erfolge hingestellt werden«[15].

Unter *Euthanasie* versteht der Papst in diesem Zusammenhang »eine Handlung oder Unterlassung, die ihrer Natur nach und aus bewußter Absicht den Tod herbeiführt, um auf diese Weise jeden Schmerz zu beenden«[16]. Daß jede Form einer solchen Euthanasie *»eine schwere Verletzung des göttlichen Gesetzes ist«*, ist nicht nur »auf dem geschriebenen Wort Gottes«, sondern auch »auf dem Naturrecht« begründet.[17] Die staatliche Zulassung der Euthanasie, selbst wenn sie in einer Demokratie mehrheitlich beschlossen wurde, verstößt deshalb gegen die »Anerkennung eines objektiven Sittengesetzes« und befindet sich »in totalem und unversöhnlichem Widerspruch zu dem allen Menschen eigenen unverletzlichen Recht auf Leben«[18]. Eine Euthanasie kann aus diesem Grund »keine Autorität rechtmäßig auferlegen oder erlauben«[19]. Euthanasie ist vielmehr ein

14 Papst Johannes Paul II. 1995, 50.
15 Papst Johannes Paul II. 1995, 67.
16 Papst Johannes Paul II. 1995, 81 f.
17 Papst Johannes Paul II. 1995, 81.
18 Papst Johannes Paul II. 1995, 87 bzw. 89.
19 Papst Johannes Paul II. 1995, 71.

»Verbrechen«, das »für rechtmäßig zu erklären sich kein menschliches Gesetz anmaßen kann«; Gesetze aber, die dies trotzdem tun, erzeugen die *»schwere und klare Verpflichtung, sich ihnen mit Hilfe des Einspruchs aus Gewissensgründen zu widersetzen«*[20]. Überhaupt erscheint, so der Papst, eine Euthanasie »um so perverser, wenn sie von denen ausgeführt wird, die – wie die Angehörigen – ihrem Verwandten mit Geduld und Liebe beistehen sollten, oder von denen, die – wie die Ärzte – auf Grund ihres besonderen Berufes den Kranken auch im leidvollsten Zustand seines zu Ende gehenden Lebens behandeln müßten«[21].
Diese Einstellung des Lehramtes der katholischen Kirche zur Euthanasie bzw. Sterbehilfe ist durchaus nicht neu. Sie steht vielmehr, wie der Papst in einer Vielzahl von Zitaten und Hinweisen selbst deutlich macht, in einer langen, immer wieder bestätigten Tradition: Euthanasie ist, wie die katholischen deutschen Bischöfe formulieren, gleichbedeutend mit einer »Lawine von Unmenschlichkeit«, mit der »Zersetzung der Menschlichkeit«. Denn der Mensch ist nicht »Herr über Leben und Tod«[22].
Aber auch innerhalb der *evangelischen* Kirche wird die Euthanasie bzw. Sterbehilfe in der Regel scharf verurteilt. So heißt es in einer Entschließung der Generalsynode der Vereinigten Evangelisch-Lutherischen Kirche Deutschlands aus dem Jahr 1988: »Die aktive Beendigung des Lebens, auch wenn es schmerzgeplagt ist, verstößt gegen Gottes Gebot. Kein Arzt, Sterbebegleiter oder Angehöriger darf sich zum Herrn über Leben und Tod aufschwingen. ... Denn das Leben ist eine Gabe Gottes. Der Mensch darf über diese Gabe nicht nach eigenem Gutdünken verfügen. ... Zum Humanum gehört es, sich auch dem Elend zu stellen, das mit dem Sterben verbunden sein kann. ... Be-

20 Papst Johannes Paul II. 1995, 90.
21 Papst Johannes Paul II. 1995, 82.
22 Die Deutschen Bischöfe 1975, 8f. bzw. 6.

strebungen, die Tötung auf Verlangen in Grenzfällen nicht unter Strafe zu stellen, sind abzulehnen.«[23]

Es ist beim besten Willen kaum möglich, in diesen kirchlichen Verlautbarungen zur Sterbehilfe auch nur den Ansatz einer allgemein nachvollziehbaren *Begründung* für die behauptete, eine Sterbehilfe ausschließende Unantastbarkeit des menschlichen Lebens zu erkennen. Was hier behauptet wird, ist offenbar kein jedermann nachvollziehbares ethisches Prinzip, sondern ein spezifisch religiös-christliches Postulat. Dabei bleibt selbst dann, wenn man die fundamentale christliche Lehre von einer göttlichen Schöpfungsordnung *voraussetzt*, ein erhebliches Begründungsdefizit bestehen: Woher kann man wissen, daß Gott, der dem Menschen ja immerhin die *Möglichkeit* zur Tötung gegeben hat, beispielsweise nicht die Todesstrafe, wohl aber die Euthanasie unter allen Umständen mißbilligt? Dem unbefangenen Betrachter muß ein Satz wie der folgende auch insoweit als eine willkürlich aus der Luft gegriffene, rein dogmatische Setzung erscheinen: »Eine Handlung oder eine Unterlassung, die von sich aus oder der Absicht nach den Tod herbeiführt, um dem Schmerz ein Ende zu machen, ist ein Mord, ein schweres Vergehen gegen die Menschenwürde und gegen die Achtung, die man dem lebendigen Gott, dem Schöpfer, schuldet.«[24]

Die Lehre von der Unantastbarkeit des menschlichen Lebens steht nach alledem auf so schwachen Füßen, daß sie als Basis eines Verbots der Sterbehilfe in einem modernen, säkularen Staat nicht ernsthaft in Betracht gezogen werden kann. Das scheint im Grunde auch den Verfechtern dieser

23 Die Entschließung ist abgedruckt z.B. in: *Monatsgruß für die Gemeinden des Evangelisch-Lutherischen Dekanats Würzburg* (November 1988, S. 10).

24 Katechismus der Katholischen Kirche, Nr. 2277. Zur Vereinbarkeit der *Todesstrafe* mit dem Prinzip der »Achtung vor dem menschlichen Leben« siehe Nr. 2258 und Nr. 2266.

Lehre in der deutschen Rechtswissenschaft klar zu sein. Nur so läßt sich nämlich die teilweise groteske Art und Weise erklären, wie sie diesem Dogma der Kirchen trotz allem einen rationalen Anschein zu geben versuchen. So vermutet beispielsweise der im Vorwort zitierte Strafrechtswissenschaftler Eser, daß ein »normlogischer Widerspruch« vorliegt, wenn man einem Patienten, der wegen unerträglicher Leiden sterben möchte, zum Tod verhilft: »Schmerzlinderung, die nicht nur die Schmerzen beseitigt, sondern auch den Leidenden selbst, liquidiert die Schutzperson, der sie eigentlich dienen will«[25]. Worin aber liegt der logische Widerspruch, wenn jemand es vorzieht, in Zukunft lieber gar keine als schlechte Erfahrungen zu machen? Läge etwa auch ein logischer Widerspruch darin, wenn ich mich auf einem Kongreß entschließe, lieber einen Mittagsschlaf zu halten, also gar nichts zu hören, als mich den anstehenden Ausführungen eines deutschen Strafrechtswissenschaftlers zur Sterbehilfe auszusetzen?

Außerdem nennt Eser als Grund für die von ihm in diesem Zusammenhang gutgeheißene »Tabuisierung des Lebens« die »Abwehr tendenzieller Selbstaufgabe der Gesellschaft«. Daß selbst ohne ein solches Tabu »der Lebenswille der vielen schließlich stärker wäre als der Todeswille von wenigen«, sei kein Gegenargument. Denn »aus normativer Sicht betrachtet« ändere dies nichts daran, daß ohne die genannte Tabuisierung »im Grunde die Weichen für eine Selbstaufgabe menschlicher Sozietät gestellt wären«[26].

Hier schert Eser nicht nur den schwer und unheilbar Leidenden, der in seinem weiteren Leben keinen Sinn mehr erblicken kann, und denjenigen, der gesund ist und sich seines Lebens erfreut, ohne weiteres über einen Kamm. Er unterwirft nicht nur ganz generell das Leben des einzelnen

25 So Eser 1985, 63.
26 So Eser 1976, 397.

dem Diktat einer gesamtgesellschaftlichen Nützlichkeit. Er scheint auch völlig zu übersehen, daß sein Argument außer der Sterbehilfe ebenso die in der christlichen Tradition hochgepriesene zölibatäre Lebensform als verbotswürdig erweisen würde. Wenn ein Wissenschaftler auf derartige »Argumente« verfällt, muß sich der Verdacht, daß es hier um nichts anderes als um die Immunisierung eines ideologischen Dogmas geht, geradezu aufdrängen.

Der Strafrechtswissenschaftler Herzberg macht aus der Not einer mangelnden Begründung für die zur Debatte stehende »Tabuisierung des Lebens« gar eine Tugend. Er argumentiert tatsächlich wie folgt: Auch ein »rein emotionales Interesse« daran, »daß so etwas Schreckliches nicht geschehe, daß niemand ein Menschenleben auslösche, und sei es aus Mitleid und zur Erlösung eines hoffnungslos Leidenden auf dessen Verlangen hin«, dürfe durchaus von der Strafrechtsordnung geschützt werden. Die betreffende Strafandrohung sei keineswegs ein Akt der Willkür, diene sie doch dem »Interesse vieler Menschen an der Bekämpfung frevelhaften Tuns«. Auf dem Gebiet der Sterbehilfe aber müsse man dem »Interesse an der Taburespektierung sogar ein großes Gewicht« geben. »Denn die Mehrheit beharrt ja darauf, daß aktive Euthanasie durch die erlösende Spritze 'unter allen Umständen' unerlaubt sei«[27].

Jedem aufgeweckten Jurastudenten im ersten Semester, der das anpassungsbeflissene »Argumentieren« deutscher Rechtswissenschaftler noch nicht internalisiert hat, dürften sich die entscheidenden Einwände gegen diese Verteidigung des Status quo in Sachen Sterbehilfe aufdrängen: 1. Ein angebliches Tabu, daß schlechthin »niemand ein Menschenleben auslösche«, wird in unserer Gesellschaft allenfalls von einer ganz kleinen Minderheit radikaler Pazifisten akzeptiert. 2. Insbesondere ist die Mehrheit unserer Bevölkerung

27 Herzberg 1996, 3047.

keineswegs gegen, sondern für die freie Möglichkeit der aktiven Sterbehilfe.[28] 3. Das Prinzip, wonach jedes emotionale Interesse oder Tabu, sofern in der Gesellschaft mehrheitlich akzeptiert, den Staat zu einer Bestrafung des betreffenden Verhaltens legitimiert, enthält eine Absage an jede an individuellen Freiheitsrechten orientierte, liberale Rechtsethik. Nach diesem Prinzip dürfte beispielsweise jedes Sexualverhalten vom Staat bestraft werden, das von einer Mehrheit in der Bevölkerung moralisch mißbilligt wird.[29]

Besitzen angesichts solcher Manöver explizit religiöse Begründungen für die »Unantastbarkeit« menschlichen Lebens wie die folgenden nicht wenigstens den Vorzug der Offenheit und Ehrlichkeit? »Menschen dürfen nicht in dem Sinn über das Leben anderer Menschen – und ihr eigenes Leben – verfügen, daß sie sich zu Herren über Leben oder Tod machen.«[30] Sterbehilfe ist unter diesen Umständen »Ausdruck einer rein diesseitigen Einschätzung des Lebens und eine Absage an die jenseitige Begründung und Verankerung in Gott«[31].

An dieser Stelle sei auf folgenden Punkt sehr deutlich hingewiesen. Daß die Lehre von der *Unantastbarkeit menschlichen Lebens* wegen ihrer mangelnden intersubjektiven Begründbarkeit und ihres im Kern religiös-dogmatischen Charakters als Argument für ein staatliches Verbot der Sterbehilfe nicht in Betracht kommt, bedeutet nicht, daß es nicht Argumente *anderer Art* geben kann, die eine Zulassung der Sterbehilfe inakzeptabel machen. In der Tat gibt es eine ganze Reihe von weltanschaulich neutralen, auf empi-

28 Siehe unten S. 142, Fußnote 91.

29 Dazu, daß auch eine liberale Rechtsethik den »emotionalen Interessen« der Mehrheit einen *gewissen* Schutz einräumen kann, vgl. Hoerster 1995a, 111 ff.

30 Gemeinsame Erklärung 1989, 42.

31 Die Deutschen Bischöfe 1975, 10.

rischen Voraussetzungen beruhenden Argumenten, die jedenfalls auf den ersten Blick gegen eine Zulassung der Sterbehilfe sprechen. Hierher gehören besonders die sogenannten »Dammbruchargumente«. Wir werden diese Argumente im einzelnen erörtern müssen.

Es ist auch zuzugeben, daß derartige Argumente sich – neben dem Unantastbarkeitsargument – unter anderem auch in kirchlichen Verlautbarungen sowie in rechtspolitischen Ausführungen unserer Strafrechtswissenschaftler finden. Soweit das der Fall ist, müssen diese Argumente selbstverständlich auch unabhängig von ihrem Kontext ernst genommen werden. Allerdings setzt ihre Würdigung voraus, daß man sich zunächst über den weltanschaulich neutralen, jedermann nachvollziehbaren Grund für das *generelle Tötungsverbot* klargeworden ist. Erst wenn man weiß, warum menschliches Leben generell den Schutz der Rechtsordnung und des Strafrechts verdient, kann man sinnvoll beurteilen, ob und inwieweit dieser Grund mit einer Zulassung von Sterbehilfe vereinbar ist.

Warum also verdient menschliches Leben generell oder in der Regel strafrechtlichen Schutz?

Es ist im Grunde nicht schwer, auf diese Frage eine von jeder Religion oder Weltanschauung freie, intersubjektiv überzeugende Antwort zu geben: Jeder Mensch hat unter normalen Bedingungen ein starkes Interesse am Überleben. Zwar richtet sich dieses naturwüchsig vorhandene Interesse nicht auf menschliches Überleben schlechthin, d. h. auf das Überleben *jedes beliebigen* Menschen – sonst wäre so etwas wie ein ausdrückliches Tötungs*verbot* ja überflüssig. Es richtet sich aber doch auf das *eigene* Überleben sowie auf das Überleben *persönlich Nahestehender*. Die Ingeltungsetzung eines strafrechtlich sanktionierten Tötungsverbots ist unter diesen Umständen nun deshalb für jedermann, also intersubjektiv begründet, weil jedermann von einer solchen Ingeltungsetzung alles in allem profitiert. Der Schutz des eigenen Lebens sowie des Lebens Nahestehender, den ein allgemeines Tötungsverbot jedem einzelnen gewährt, ist jedem einzelnen – jedenfalls langfristig gesehen – mehr wert als die Möglichkeit des rechtlich ungehinderten Tötens Dritter. Es ist deshalb kein Zufall, daß sich in jeder bislang bekannten menschlichen Gesellschaft – ganz unabhängig von ihrer religiösen oder weltanschaulichen Prägung – ein mit massiven Sanktionen versehenes generelles Tötungsverbot, das jedenfalls im Innenbereich der Gesellschaft gilt, findet.[32]

Auf derselben Basis, auf der sich auf diese Weise ein allgemeines Tötungsverbot begründen läßt, läßt sich aber auch zeigen, daß dieses Tötungsverbot nicht *ausnahmslos* gelten sollte. Man kann sich nämlich durchaus Bedingungen vorstellen, unter denen der einzelne es unter Abwägung aller Vorteile und Nachteile vernünftigerweise vorziehen wird, daß das Tötungsverbot außer Geltung tritt. Offenkundig ist dies beispielsweise dann der Fall, wenn eine Tötung die einzige Möglichkeit darstellt, einen illegitimen Angriff auf das Leben oder ein anderes hochwertiges Gut eines Menschen abzuwehren. Denn die erhöhte Sicherheit für diese Güter, die die *Freigabe* der Tötung unter dieser Voraussetzung einer Notwehrlage zur Folge hat, wiegt für den einzelnen schwerer als das – durch ein normgemäßes Verhalten ja vermeidbare – Risiko, Opfer einer solchen Tötung zu werden.

Was die Zulässigkeit von Sterbehilfe angeht, so kann die entscheidende Frage nach alledem nur lauten: Liegt es im Interesse des menschlichen Individuums, wenn von dem generellen strafrechtlichen Verbot der Tötung – ähnlich wie im Fall der Notwehr – auch unter Bedingungen der Sterbehilfe eine Ausnahme zugelassen wird? Diese Frage aber ist

32 Ausführlicher zu dieser Art der Begründung eines Tötungsverbots siehe Hoerster 1983, 227 ff. Vgl. auch Hoerster 1995b, 11 ff.

aus zwei Gründen nicht so leicht zu beantworten, wie dies zunächst erscheinen mag. Zum einen läßt sich nicht von vornherein ausschließen, daß sie für die unterschiedlichen Formen von Sterbehilfe eine unterschiedliche Antwort verdient. Und zum anderen muß diese Antwort neben den unmittelbaren Auswirkungen auch die mittelbaren Auswirkungen, also die sicheren oder wahrscheinlichen *Nebenwirkungen* einer Freigabe der Sterbehilfe in Betracht ziehen. Beide Gesichtspunkte werden in den folgenden Kapiteln dieses Buches ausführlich erörtert.
Die oben genannte Tatsache, daß die von einer Einwilligung des Betroffenen begleitete Sterbehilfe keine Verletzung seines von unserer Verfassung garantierten Rechtes auf Leben darstellt, macht eine solche Erörterung nicht etwa überflüssig. Denn es ist generell keine *notwendige* Bedingung für die legitime Bestrafung einer bestimmten Handlung, daß diese ein individuelles Recht verletzt. Es läßt sich also grundsätzlich keineswegs ausschließen, daß von einem interessenorientierten Standpunkt aus bestimmte Formen einer Sterbehilfe als strafwürdig erscheinen, auch wenn sie nicht als Formen einer Verletzung des Rechtes auf Leben qualifiziert werden können.

2. Interessenverletzung durch Tötung auf Verlangen?

Das geltende deutsche Strafrecht verbietet, wie aus § 216 Strafgesetzbuch hervorgeht, neben der gewöhnlichen Tötung auch die »Tötung auf Verlangen«. Das bedeutet, daß erst recht die Tötung mit bloßer Einwilligung des Betroffenen unter Strafe fällt. Gibt es für diese Bestrafung einer Tötung mit Einwilligung bzw. auf Verlangen überzeugende Gründe?

Im Fall der meisten sonstigen Verletzungen individueller Rechtsgüter verfährt unsere Rechtsordnung ganz anders als im Fall der Tötung. Normalerweise stellt nämlich, wie sich aus einer ungeschriebenen Norm des Allgemeinen Teiles unseres Strafrechts ergibt, eine (gewissen, noch zu erörternden Anforderungen genügende) Einwilligung des Betroffenen einen sogenannten »Rechtfertigungsgrund« dar, der die Rechtswidrigkeit der betreffenden Normverletzung aufhebt. So ist beispielsweise die Zerstörung einer fremden Sache mit Einwilligung ihres Eigentümers nicht nur keine Verletzung des individuellen Rechts auf Eigentum; sie ist auch keine strafbare Sachbeschädigung im Sinne von § 303 Strafgesetzbuch.

Gibt es für diese unterschiedliche strafrechtliche Behandlung der individuellen Rechtsgüter des Lebens und des Eigentums einen guten Grund? Läßt sie sich vielleicht nur dann rechtfertigen, wenn man im Fall des Lebens von der in Kapitel 1 erörterten – und von mir abgelehnten – *Unantastbarkeitsthese* ausgeht? Oder läßt sich eine Bestrafung der Tötung mit Einwilligung auch im Einklang mit der oben vertretenen Auffassung vom *Überlebensinteresse* als Basis des generellen Tötungsverbots begründen?

Auf den ersten Blick könnte man meinen, ein Überlebensinteresse könne durch eine Tötung mit Einwilligung des Betroffenen unter keinen Umständen verletzt werden: Wer in seine Tötung einwillige, zeige eben damit, daß sein Interesse am Weiterleben erloschen sei. Wie anders, so könnte man denken, soll man die Interessen eines Individuums ermitteln als durch Bezugnahme auf das, was dieses Individuum selbst entweder will oder nicht will?

Sind aber Interesse auf der einen und Wunsch oder Wille auf der anderen Seite tatsächlich dasselbe? Auch ohne den Begriff des Interesses *im einzelnen* zu analysieren, kann man auf diese Frage jedenfalls antworten: Nur jener Wunsch eines Individuums kann auch ein Interesse dieses Individuums darstellen, der in dem Sinn *rational* ist, daß das Individuum ihn auch im Zustand sowohl der Urteilsfähigkeit als auch der Kenntnis aller für sein Zustandekommen relevanten Umstände nicht preisgeben würde. Diesem Erfordernis dürfte beispielsweise weder der Wunsch eines Volltrunkenen, ein Auto mit einer Geschwindigkeit von 100 km/h durch die City einer deutschen Großstadt zu steuern (mangelnde Urteilsfähigkeit), noch der Wunsch eines Durstigen, ein vor ihm stehendes Glas Wasser zu trinken, das ohne sein Wissen vergiftet wurde (mangelnde Kenntnis relevanter Umstände), genügen. Beide genannten Wünsche konstituieren deshalb keine entsprechenden Interessen. Sie sind nicht auf rationalem Wege zustande gekommen und beinhalten insofern nicht das, was dem eigentlichen oder wirklichen Willen des Betreffenden entspricht.

Man beachte, daß ein derartiger Interessenbegriff durchaus subjektiver Natur ist und keineswegs mit der Annahme verbunden ist, daß es so etwas wie objektiv vorgegebene, »wahre« Interessen eines Individuums gibt. So ist es, *rein logisch betrachtet*, durchaus nicht ausgeschlossen, daß jemand auf der Basis der beiden oben genannten Wünsche auch die gleichlautenden Interessen besitzt. De facto dürfte sich jedoch in der Realität kaum ein Individuum finden, für das diese logische Möglichkeit unter den genannten Rationalitätsbedingungen wirklich zutrifft.

Man kann deshalb ganz generell sagen: Der *Wunsch* eines Individuums nach dem Eingriff eines anderen in die eigene Rechtssphäre sowie die damit verbundene Einwilligung stehen nur unter der Voraussetzung auch mit dem *Interesse* dieses Individuums in Einklang, daß der Wunsch bzw. die Einwilligung im Zustand der Urteilsfähigkeit und der Kenntnis von Bedeutung und Tragweite der Verletzung zustande gekommen ist. Man kann diese These auch in der Weise formulieren, daß man nur einer Einwilligung, die dieser Bedingung genügt, eine ethisch und rechtlich relevante *Wirksamkeit* zuschreibt. So verfährt in der Tat die deutsche Strafrechtswissenschaft: Damit beispielsweise die Beschädigung oder Zerstörung einer fremden Sache als durch die Einwilligung ihres Eigentümers gerechtfertigt und somit straflos gelten kann, muß diese Einwilligung im Sinn der genannten Bedingung »wirksam« sein.[33]

Aus alledem ergibt sich für unsere Fragestellung: Der Wunsch eines Menschen, sein Leben zu beenden, und die damit verbundene Einwilligung in seine Tötung ist jedenfalls dann mit einem Interesse dieses Menschen an seiner Tötung identisch, wenn er den Wunsch in einem – wie oben ausgeführt – urteilsfähigen und aufgeklärten Zustand gebildet hat. Anders ausgedrückt: Eine von einer wirksamen Einwilligung des Betroffenen getragene Tötung steht nicht in Widerspruch zu seinem Interesse. Daraus folgt: Wenn man das menschliche Überlebensinteresse als Basis des ge-

33 Siehe etwa Lenckner 1997, Randnummern 40ff. Daß in der Strafrechtswissenschaft gewisse einer Einwilligung zugrunde liegende Fehlvorstellungen über bloße *Begleitumstände* der Rechtsgutsverletzung als für die Wirksamkeit der Einwilligung unschädlich betrachtet werden, ist für meine folgenden Ausführungen ohne Bedeutung: Diese Ausführungen beziehen sich ausschließlich auf Fehlvorstellungen über den *Kernbereich* der Rechtsgutsverletzung »Tötung«.

nerellen Tötungsverbots betrachtet, läßt sich die Bestrafung einer Fremdtötung, die von einer wirksamen Einwilligung des Betroffenen getragen ist, im Prinzip nicht begründen. Daß unser geltendes Strafrecht die Tötung mit Einwilligung bzw. auf Verlangen unter Strafe stellt, scheint also nicht haltbar zu sein.

Die letztgenannte Schlußfolgerung ist jedoch, wie die folgenden Überlegungen zeigen, vorschnell. Zunächst einmal ist zu bedenken: Eine Tötung ist im Normalfall nicht einfach eine Interessenverletzung, sondern eine Interessenverletzung ganz besonderer Art. Sie ist erstens einzigartig gravierend, und sie ist zweitens absolut irreversibel. Beides sei kurz erläutert.

Das Leben ist – anders als jedes andere individuelle Rechtsgut – die logische Voraussetzung des Genusses sämtlicher sonstigen individuellen Rechtsgüter und Befriedigungen. Wer nicht mehr lebt, kann sich weder seines Eigentums noch seiner Gesundheit noch irgendeines körperlichen oder geistigen Genusses erfreuen. Auf keine andere Interessen- oder Rechtsgutsverletzung, mag sie noch so gravierend oder einschränkend sein, trifft dies zu. Die Interessenverletzung durch Tötung ist *einzigartig gravierend*.

Außerdem ist die Interessenverletzung durch Tötung in ganz besonderer Weise *irreversibel*. Niemand kann sich ein zweites Leben beschaffen. Zwar gibt es auch einige andere Interessenverletzungen, die strikt genommen irreversibel sind. So läßt sich beispielsweise auch der Verlust eines Armes nicht rückgängig machen; und ein bestimmtes altes Möbel, das sein Eigentümer zu Brennholz machen ließ, mag ihm später unersetzbar erscheinen. Trotzdem besteht, was die Irreversibilität angeht, zwischen einer Tötung und anderen Arten von Rechtsgutsverletzung ein Unterschied. Die Irreversibilität ist hier, was die letztlich berührten Interessen angeht, nicht in gleicher Weise absolut: Es ist durchaus nicht ausgeschlossen, daß der Eigentümer des alten Möbels, das zerstört wurde, ein vergleichbares Stück findet, das ihm ebenso gut gefällt. Und die Funktion eines verlorenen Armes kann zumindest bis zu einem gewissen Grade kompensiert oder durch eine Prothese wahrgenommen werden. Im Fall einer Tötung bestehen derartige Möglichkeiten offensichtlich nicht.

Welche rechtsethischen Folgerungen lassen sich für den Schutz des Lebens daraus ziehen, daß eine gewöhnliche Tötung eine ganz besonders gravierende und irreversible Interessenverletzung darstellt? Bleibt es nicht trotz allem richtig, daß eine Tötung, die von einer wirksamen Einwilligung des Betroffenen getragen ist, mit seinem Interesse vereinbar ist und deshalb nicht strafrechtlich verboten werden darf? Dies ist sicher richtig. Die entscheidende Frage jedoch lautet: Soll die Rechtsordnung ohne weiteres davon ausgehen, daß die Einwilligung, die der Betroffene in seine Tötung erteilt, tatsächlich eine *wirksame* Einwilligung ist, also in einem urteilsfähigen und aufgeklärten Zustand erteilt wurde?

Diese Frage stellt sich bei der Rechtsgutsverletzung etwa einer Sachbeschädigung nicht in vergleichbarer Schärfe. Da diese Rechtsgutsverletzung im Normalfall weder besonders gravierend noch irreversibel ist, ist ihre Tragweite begrenzt und gewöhnlich leicht zu überschauen. Die Folge davon ist: Die von einem generell zurechnungsfähigen Individuum erteilte Einwilligung wird in aller Regel den beiden genannten Wirksamkeitsbedingungen genügen. Dem entspricht es, daß es offenbar nur selten vorkommt, daß jemand seine Einwilligung in die Beschädigung oder Zerstörung einer ihm gehörenden Sache nachträglich bedauert.

Im Falle einer Tötung ist die Lage anders. Man kann das an dem in unserer Gesellschaft recht häufigen Phänomen der Selbsttötung gut studieren. Die – bei uns nicht verbotene – Selbsttötung ist der – bei uns verbotenen – Fremdtötung mit Einwilligung, was die Interessenlage des Betroffenen angeht, ja vergleichbar. Wie die Erfahrung zeigt, sind aber selbst diejenigen Individuen, die eine Selbsttötung *ernsthaft* versuchen, aber gerettet werden, zum überwiegenden Teil später über ihre Rettung froh und halten ihren Selbsttötungsversuch für unsinnig. Die Ursache dieses Sinneswandels ist, auch ohne daß man psychologisch ins Detail geht, unschwer zu erkennen: Die meisten Menschen, die ihren Tod wollen, leiden zu dem betreffenden Zeitpunkt an einer starken, aber vorübergehenden Depression. Sie vermögen zwar derzeit in ihrem weiteren Leben keinen Sinn mehr zu sehen, erkennen aber nicht, daß ihre Einstellung sich wahrscheinlich wieder ändern wird. Ihre Entscheidung für den Tod ist also – selbst unter der Voraussetzung, daß ihre Depression ihre *Urteilsfähigkeit* nicht aufhebt – jedenfalls nicht *aufgeklärt*: Sie machen sich eine unzutreffende Vorstellung von dem Leben, das ihnen, sofern sie sich für ein Weiterleben entscheiden, noch bevorsteht. Die Tragweite ihrer tatsächlichen Entscheidung für den Tod ist ihnen nicht bewußt, weil ihnen nicht klar ist, welche Möglichkeiten zu einem durchaus sinnvollen Leben in der Zukunft sie mit dieser Entscheidung unwiderruflich preisgeben.

Ein allgemein bekanntes Beispiel einer in aller Regel vorübergehenden Depression bildet der Liebeskummer. Ältere, erfahrene Menschen ebenso wie Psychologen wissen, daß selbst ein äußerst heftiger, alle Merkmale existentieller Verzweiflung tragender Liebeskummer gewöhnlich nach einiger Zeit jedenfalls in dem Sinn vergeht, daß das Leben wieder als sinnvoll und lebenswert erfahren wird. Gewöhnlich geht der an akutem Liebeskummer Leidende, der aus diesem Grund sein Leben beenden will, jedoch davon aus, daß er auch in Zukunft kein erfülltes, depressionsfreies Leben mehr wird führen können. Seine Entscheidung für den Tod ist insofern unaufgeklärt. Und man darf annehmen, daß er diese Entscheidung bei realistischer Einschätzung seiner vor ihm liegenden Lebensmöglichkeiten nicht treffen würde.

In diesem Zusammenhang ist folgendes zu bedenken: Es ist zwar nicht logisch zwingend, daß jemand bereit ist, eine, sagen wir, einjährige schwere Depression zu durchleben, weil er davon ausgehen darf, daß ihm nachher wieder ein »normales« Leben möglich sein wird. Es mag Menschen geben, die selbst im Wissen um die zeitliche Begrenztheit ihrer momentanen Depression nicht bereit sind, diese länger zu ertragen. Diese Menschen hätten unter dieser Voraussetzung selbst dann ein Interesse an ihrem Tod, wenn sie nach Überwindung ihrer Depression froh darüber wären, daß sie zuvor an ihrer Tötung gehindert worden wären. Die Interessen eines Individuums – selbst sein Interesse am Leben bzw. Sterben – können sich im Lauf der Zeit ändern.

Die meisten Menschen machen sich aber de facto, wenn sie in einem urteilsfähigen Zustand und in klarer Voraussicht ihrer zukünftig wahrscheinlichen Interessen eine Entscheidung treffen, eine derart kurzfristig orientierte Präferenz, wenn es um Tod und Leben geht, nicht zu eigen. Sie nehmen beispielsweise durchaus einen längeren, sehr unangenehmen Krankenhausaufenthalt in Kauf, wenn sie die begründete Hoffnung auf eine spätere, dauerhafte Genesung haben. Damit soll nicht gesagt sein, daß die meisten Menschen etwa ganz allgemein unter Bedingungen der Rationalität ihrem zukünftigen Wohl in jeder Hinsicht *denselben* Stellenwert einräumen wie ihrem gegenwärtigen Wohl. Meine These ist lediglich, daß sich die meisten Menschen, sofern sie urteilsfähig und aufgeklärt sind, bei ihren *Entscheidungen um Leben und Tod* der oben angeführten Tatsache, daß eine Tötung einzigartig gravierend und absolut irreversibel ist, durchaus bewußt sind und deshalb langfristige Gesichtspunkte in diesem Kontext stark mitberücksichtigen.[34]

34 Zu oberflächlich deshalb Tugendhat (1994, 129 f.), wenn er – mit der

Wer nach einem mißlungenen Selbsttötungsversuch sein Leben wieder akzeptiert, ist in der Regel nicht nur der Auffassung, daß von seiner momentanen Interessenlage her eine Selbsttötung nicht mehr indiziert ist, sondern daß auch zum Zeitpunkt seiner akuten Depression bei richtiger Einschätzung seiner Zukunftsperspektiven eine Selbsttötung eigentlich nicht indiziert war. Es ist sicher kein Zufall, daß Selbsttötungen bzw. Selbsttötungsversuche etwa wegen Liebeskummer besonders häufig unter jungen Menschen sind, die diese Form der Depression zum ersten Mal in ihrem Leben erfahren. Wer diese Depression einschließlich ihrer nachfolgenden Überwindung mehrfach erfahren hat, weiß, daß sie in aller Regel in Wahrheit *keinen* guten Grund für einen Wunsch nach dem eigenen Tod darstellt.
Aus der genannten Tatsache, daß in den meisten Fällen oder im Durchschnittsfall eines Todeswunsches der Tod nicht wirklich *im Interesse* des Betroffenen liegt, darf man nun jedoch nicht den falschen Schluß ziehen, daß dies niemals oder nur äußerst selten so sei. Natürlich gibt es Fälle, in denen jemand in einer durchaus rational getroffenen Entscheidung zu dem Ergebnis kommt, nicht mehr leben zu wollen. Und zwar wird eine solche Konstellation am ehesten dann vorliegen, wenn der Betreffende seinem Leben nicht nur momentan oder in naher Zukunft, sondern auf lange Sicht und alles in allem betrachtet keinen Sinn mehr abgewinnen kann. Es ist unschwer nachzuvollziehen, daß jemand, dessen künftiges Leben bis zu seinem natürlichen Ende ausschließlich oder doch überwiegend von schwerem, unabänderlichem Leiden geprägt sein wird, gerade dann, wenn er in einem urteilsfähigen und aufgeklärten Zustand entscheidet, seinen Tod wünscht. Die Fälle, auf die eine

Begründung »wir sind alle mehr oder weniger irrational« – für jeden ein Recht auf Selbsttötung postuliert, der nicht »unzurechnungsfähig« ist. Tugendhat geht in der Tat so weit, diesem Recht auf Selbsttötung eine allgemeine Pflicht zur Beihilfe zur Selbsttötung folgen zu lassen.

derartige Beschreibung zutrifft, sind dabei – so sehr sie auch innerhalb der Gesamtheit aller Fälle von selbstgewünschtem Tod offenbar eine Minderheit darstellen – keineswegs nur seltene Ausnahmefälle. Der sogenannte »Bilanzselbstmord« ist weit mehr als eine bloß logische Möglichkeit.

Wie soll nun eine Rechtsordnung, der es nicht um weltanschauliche Dogmen, sondern um die realen Interessen der Menschen geht, auf diese relativ komplexe Situation reagieren? Soll sie die »Tötung auf Verlangen« – also die Fremdtötung mit Einwilligung – in *keinem* Fall, in *jedem* Fall oder aber in *bestimmten* Fällen verbieten? Soll sie in bestimmten Fällen vielleicht sogar die Selbsttötung verbieten? Wie soll sie die Beihilfe und die Anstiftung zur Selbsttötung behandeln? Wie schließlich soll sie auf die Herbeiführung des Todes durch ärztlichen Behandlungsverzicht reagieren? –

Diese Fragen werden in den folgenden Kapiteln 3, 4 und 5 behandelt werden. In Kapitel 6 wird es um die Frage gehen, ob Sterbehilfe auch dann in Betracht kommt, wenn der Betroffene nicht in der Lage ist, in einer ausdrücklichen und gültigen Form um sie zu bitten. In den Kapiteln 7 bis 9 werden Grenzen, Folgen und weltanschaulich bedingte Verurteilungen der Sterbehilfe zur Sprache kommen. In Kapitel 10 soll ein Vorschlag zur künftigen rechtlichen Regelung der Sterbehilfe unterbreitet und näher begründet werden.

3. Tötung unheilbar Leidender?

Dieses Kapitel behandelt die Zulässigkeit sowohl einer aktiven als auch einer indirekten Sterbehilfe. Bei beiden Formen von Sterbehilfe wird nämlich, wie sich zeigen wird, der Tod durch ein Tun oder Handeln – und nicht durch ein Unterlassen – herbeigeführt. Beide Formen von Sterbehilfe sind also Formen von Tötung. Ob die zwischen beiden Formen gleichwohl auch bestehenden Unterschiede trotzdem eine unterschiedliche rechtliche Behandlung legitimieren können, wird unten näher zu erörtern sein.

In Kapitel 2 haben wir gesehen: Ganz zweifellos hat das Individuum ein Interesse daran, von der Rechtsordnung vor jeder Fremdtötung geschützt zu werden, die ohne seine Einwilligung erfolgt. Und ebenso offenkundig hat das Individuum ein Interesse daran, vor einer Fremdtötung geschützt zu werden, die zwar von seiner Einwilligung begleitet ist, die aber trotzdem insofern nicht seinem eigentlichen Willen oder seinem Interesse entspricht, als der von ihm erteilten Einwilligung im oben erläuterten Sinn die Wirksamkeit fehlt.

Es ist nun aber einer Einwilligung in die eigene Tötung auf den ersten Blick nur schwer anzusehen, ob sie im Sinne ihrer weitreichenden Voraussetzungen »wirksam« ist oder nicht. Und jeder Fehler in dieser Frage ist – wegen der absoluten Irreversibilität einer Tötung – von größter Fatalität. Dies scheint dafür zu sprechen, im Sinne unseres derzeit geltenden Rechts tatsächlich schlechthin *jede* »Tötung auf Verlangen« zu verbieten. Andererseits jedoch wird diese Lösung der Tatsache nicht gerecht, daß es, wie wir sahen, eine nennenswerte Anzahl von Fällen gibt, in denen der Wunsch nach dem eigenen Tod keineswegs als irrational betrachtet werden kann.

Angesichts dieses Dilemmas muß unsere Frage lauten: Läßt sich eine Regelung finden, die die Grenze zwischen unzulässiger Tötung mit Einwilligung und zulässiger Tötung mit Einwilligung so zieht, daß sie wenigstens mit einer hohen Wahrscheinlichkeit tatsächlich zu den ethisch legitimen Ergebnissen führt? Eine solche Regelung muß offenbar für eine zulässige Tötung Bedingungen für die Wirksamkeit einer Einwilligung enthalten, die so weit wie möglich sicherstellen, daß Einwilligungen, die tatsächlich unwirksam sind, auch in der Realität nicht zu Tötungen führen. Anders ausgedrückt: Die gesuchte Regelung muß das ethische Ideal (Zulässigkeit der Tötung bei wirksamer Einwilligung) in der Weise umsetzen, daß dieses Ideal auch unter Bedingungen der Praxis weitestgehend verwirklicht wird. Daß die betreffende Regelung sich aus diesem Grund in einigen konkreten Fällen auch als zu eng erweisen und damit zu einer eigentlich illegitimen Freiheitsbeschränkung führen kann, muß in Kauf genommen werden. Bei der Aufstellung rechtlicher Regeln muß man eine typisierende Betrachtungsweise zugrunde legen und auf Standardfälle abstellen.[35]

Es wird kaum eine Regelung der Sterbehilfe geben, die in jedem praktischen Einzelfall zu dem eigentlich legitimen Ergebnis führt. Eine Regelung jedoch, die diesem Ziel so nah wie möglich kommen soll, muß meines Erachtens die folgenden Kriterien enthalten, an welche die Zulässigkeit einer Fremdtötung geknüpft wird:

1. Der Betroffene befindet sich in einem Zustand schweren, unheilbaren Leidens.
2. Der Betroffene wünscht die Tötungshandlung aufgrund

35 So stellt ja auch die Tatsache, daß *einige* Bürger selbst im alkoholisierten Zustand keineswegs weniger sicher als Durchschnittsbürger im nüchternen Zustand Auto fahren, keinen schlüssigen Einwand gegen das *generelle* Verbot der »Trunkenheit am Steuer« dar.

freier und reiflicher Überlegung, die er in einem urteilsfähigen und über seine Situation aufgeklärten Zustand durchgeführt hat.

3. Die Tötungshandlung wird von einem Arzt vorgenommen.

Die folgenden Gründe sprechen für die Normierung gerade dieser oder sehr ähnlicher Bedingungen. Die erste Bedingung sorgt dafür, daß es zumindest nicht unwahrscheinlich ist, daß eine Tötung mit Einwilligung des Betroffenen auch seinem wirklichen Interesse entspricht, daß die erteilte Einwilligung also tatsächlich wirksam ist. Denn der Zustand schweren, unheilbaren Leidens ist ein Zustand, der die Lebensqualität des Betroffenen auf Dauer jedenfalls erheblich mindert, ja ihr häufig einen überwiegend negativen Stempel aufdrückt. Damit soll nicht gesagt sein, daß schweres, unheilbares Leiden dem Leben des Betroffenen in *jedem* Fall seinen Sinn nimmt, daß eine Beendigung dieses Lebens also in *jedem* Fall im Interesse des Betroffenen liegt. Es hängt von einer Vielzahl von Umständen – nicht zuletzt natürlich von der subjektiven Einstellung des Betroffenen selbst – ab, ob dies der Fall ist. Es spricht aber – ganz anders als etwa im Fall einer vorübergehenden Depression – einiges dafür, daß der erklärte Wille des von solchem Leiden Betroffenen, sein Leben zu beenden, mit seinem tatsächlichen Interesse identisch ist.

Die zweite Bedingung betrifft unmittelbar die Wirksamkeit der betreffenden Einwilligung. In ihr werden erstens die nach ungeschriebenem geltenden Recht für *jede* wirksame Einwilligung erforderlichen Voraussetzungen streng formuliert und ausdrucklich festgeschrieben: Die Einwilligung muß einer autonomen und in einem umfassenden Sinn rational vermittelten Entscheidung entspringen. Zweitens aber wird dadurch, daß an Stelle der bloßen »Einwilligung« ausdrücklich die Bedingung des »Wunsches« tritt, der Gefahr vorgebeugt, daß der Betroffene selbst bei der

Absprache seiner Tötung keine aktive Rolle spielt und bloß einem fremden Begehren nachgibt.

Der dritten Bedingung schließlich kommt eine für die Praxis besonders wichtige Funktion zu. Sie soll vor allem sicherstellen, daß das Vorliegen der ersten beiden Bedingungen durch eine fachlich kompetente Person mit professioneller Sorgfalt geprüft wird. Darüber hinaus soll sie gewährleisten, daß die Tötung auf die dem Wunsch des Betroffenen entsprechende Weise und außerdem in einer sowohl humanen als auch wirksamen Form erfolgt.

Nach meiner Auffassung sind diese drei Kriterien, vom Interessenstandpunkt des Betroffenen aus betrachtet, notwendig[36], aber auch hinreichend, um ihn im praktischen Rechtsleben vor einer Tötung, die nicht von einer wirksamen Einwilligung getragen ist, zu schützen.

Eine absolute Garantie gegen tatsächlich illegitime Tötungen, die entweder unter dem Deckmantel oder unter der irrtümlichen Annahme der Voraussetzungen einer legitimen Sterbehilfe vorgenommen werden, kann allerdings keine denkbare Regelung der Materie gewährleisten. Auch ein striktes Verbot jeder aktiven Sterbehilfe schließt ja nicht aus, daß illegitime »Mitleidstötungen« vorkommen. Das zeigen einige Erfahrungen der letzten Jahre in deutschen und österreichischen Krankenhäusern zur Genüge. Ja, die Frage muß erlaubt sein, ob eine an klare und strenge Voraussetzungen gebundene Zulassung der Sterbehilfe nicht unter Umständen weniger Mißbrauchsgefahren birgt als ein weithin als inhuman empfundenes, uneingeschränktes Verbot. Auf das Thema eines drohenden Mißbrauchs, insbesondere eines Abgleitens der Gesellschaft in eine neue,

36 Dies gilt nach meiner Auffassung jedenfalls dann, wenn man die zweite Bedingung so versteht, daß sie außer durch einen *ausdrücklichen* auch durch einen *mutmaßlichen* Wunsch nach Sterbehilfe erfüllt sein kann. Siehe hierzu ausführlich Kapitel 6.

inakzeptable Form der »Euthanasie«, werde ich in Kapitel 8 noch ausführlich eingehen.

Neben ganz bewußten Normverletzungen sind natürlich auch unabsichtliche Irrtümer bei der Anwendung der vorgeschlagenen Kriterien möglich. Diese Gefahr ist jedoch bei schlechthin *jeder* gesetzlichen Ausnahme vom allgemeinen Tötungsverbot gegeben. Man denke beispielsweise an die Zulässigkeit der Tötung in Notwehr. Sie setzt nach unserer Rechtsordnung voraus, daß erstens eine Notwehrsituation, also ein illegitimer Angriff, vorliegt und daß zweitens die Tötung des Angreifers zur Abwehr des Angriffs erforderlich ist.[37] Beide Voraussetzungen unterliegen einem möglichen Irrtum. So kann es beispielsweise der Fall sein, daß ein körperlich schwacher Angreifer entgegen dem Anschein nur mit einer Schreckschußpistole ausgerüstet ist und deshalb in Wahrheit schon durch einen Faustschlag wirksam in die Flucht geschlagen werden kann. Trotzdem nimmt unsere Rechtsordnung durch ihre Notwehrregelung in solchen Fällen mögliche Tötungen in Kauf, um jedenfalls ernsthaft Bedrohten die Möglichkeit zur Rettung ihrer Rechtsgüter einzuräumen. Und zwar gilt dies sogar dann, wenn das bedrohte Rechtsgut von geringerem Wert als das Leben, also beispielsweise nur die körperliche Integrität oder das Eigentum ist.

Angesichts solcher Regelungen muß es bei vorurteilsloser Betrachtung als ziemlich grotesk erscheinen, wenn man glaubt, einen ausschließlich an den Interessen der Betroffenen orientierten Regelungsvorschlag zur Sterbehilfe mit dem Argument als untragbar erweisen zu können, er könne in Einzelfällen zu Fehlanwendungen führen. Darf man bei einer Abwägung der Vor- und Nachteile eines solchen Vorschlags einfach ignorieren, was in der anderen Schale der

37 Der einschlägige § 32, Abs. 2 Strafgesetzbuch lautet: »Notwehr ist die Verteidigung, die erforderlich ist, um einen gegenwärtigen rechtswidrigen Angriff von sich oder einem anderen abzuwenden«.

Waage liegt: das gewaltige physische und psychische Leiden zahlreicher Menschen, die aus unschwer nachvollziehbaren Gründen ihrem weiteren Leben keinen Sinn mehr abgewinnen können? Und offenbart es nicht ein gehöriges Maß an Zynismus, wenn man sterbewilligen Menschen unter Bedingungen schweren, unheilbaren Leidens die Hilfe des Arztes verweigert und sie statt dessen auf die – ja jedermann offenstehende – Möglichkeit der Selbsttötung verweist? Gerade diese Menschen besitzen doch häufig diese Möglichkeit in ihrer tatsächlichen Situation (etwa in einem Krankenhaus oder Pflegeheim) entweder gar nicht oder nur auf eine kaum zumutbare, äußerst inhumane Weise (etwa durch einen Sprung aus dem Fenster).

Im Vorangehenden habe ich dafür argumentiert, daß unter bestimmten Bedingungen eine Sterbehilfe mit hoher Wahrscheinlichkeit im Interesse des Betroffenen liegt und deshalb von der Rechtsordnung zugelassen werden sollte. Dabei ging es um die Sterbehilfe in Form des Tötens, d. h. um die Sterbehilfe durch ein Tun oder Handeln. Unter diese Kategorie von Sterbehilfe fällt ohne Zweifel die gewöhnlich als »aktive Sterbehilfe« bezeichnete Form der Sterbehilfe, also die gezielte Herbeiführung des Todes durch Handeln. Unter diese Kategorie fällt aber ebenfalls die gewöhnlich als »indirekte Sterbehilfe« bezeichnete Form der Sterbehilfe, also die in Kauf genommene Beschleunigung des Todeseintritts als Nebenwirkung gezielter Schmerzbekämpfung. Diese Form von Sterbehilfe ist dadurch charakterisiert, daß das, was der Sterbehelfer intendiert, nicht der Tod, sondern die Schmerzlinderung des Patienten ist. Die durch die schmerzlindernden Maßnahmen bewirkte Beschleunigung des Todeseintritts wird von dem Sterbehelfer als eine nicht vermeidbare Nebenwirkung seines Handelns lediglich in Kauf genommen.

Zu der üblichen Gegenüberstellung von *aktiver* und *indirekter* Sterbehilfe muß zunächst einmal mit aller Deutlichkeit gesagt werden: Diese Terminologie ist in hohem Maß irreführend. Denn die sogenannte »indirekte« Sterbehilfe steht in Wahrheit nicht – wie die gängige Dreiteilung der Sterbehilfe in eine aktive, eine indirekte und eine passive Form suggeriert – *im Gegensatz* zur aktiven sowie zur passiven Sterbehilfe, sondern ist bei genauer Betrachtung nichts anderes als eine bestimmte *Form* der *aktiven* Sterbehilfe. Da diese These keineswegs nur von terminologischer Bedeutung ist, sondern auch für die zur Debatte stehenden normativen Fragen Relevanz besitzt, sei sie näher begründet.

Aktive Sterbehilfe ist im üblichen Sinn der verwendeten Worte Sterbehilfe durch Tun oder Handeln. Das bedeutet nicht mehr und nicht weniger, als daß der Tod des Betroffenen durch eine dem Sterbehelfer zurechenbare Tötungshandlung herbeigeführt oder verursacht wird. Diese Bedingung ist jedoch auch im Fall der sogenannten »indirekten« Sterbehilfe voll und ganz erfüllt. Auch wer eine bestimmte Wirkung seines Handelns nicht zum Ziel hat oder intendiert, sondern lediglich voraussieht und bei der Verfolgung seines eigentlichen Ziels in Kauf nimmt, ist als Täter für den Erfolg verantwortlich. So begeht etwa auch derjenige eine Tötung, der das Haus seines Feindes, um es zu zerstören, in Brand setzt und dabei, wie ihm bekannt ist, den zu diesem Zeitpunkt einzigen Hausinsassen, einen gehunfähigen Mieter, ebenfalls zum Opfer der Flammen werden läßt. Ja, sogar eine bloß fahrlässige Verursachung des Todes – etwa im Straßenverkehr – ist eine Tötung, und zwar eine aktive, nämlich durch ein Handeln herbeigeführte Tötung.

Aber auch der Umstand, daß von einer »Beschleunigung des Todeseintritts« im Fall der indirekten Sterbehilfe in aller Regel nur dann ausgegangen werden kann, wenn der Tod des Betroffenen ohnehin recht nah bevorsteht – wenn der Betroffene nämlich, wie häufig formuliert wird, »tödlich krank« ist –, ändert an der aktiven Verursachung des

Todes durch indirekte Sterbehilfe nichts. Eine aktive Tötung setzt nämlich lediglich voraus, daß der Tod, so wie er tatsächlich eintritt, die Folge der betreffenden Handlung ist; daß er kurz darauf aus anderen Gründen ohnehin eingetreten wäre, steht dem nicht entgegen. Auch wer seinen Feind auf einem untergehenden Schiff, das alle an Bord in den Tod reißen wird, kurz vor dem Ertrinken noch von seinem Rettungsboot aus erschießt, begeht eine aktive Tötung und wird für diese rechtlich zur Verantwortung gezogen.

Natürlich liegt eine aktive Tötung nach alledem auch dann vor, wenn die beiden soeben erörterten Umstände – bloße Inkaufnahme des Todes und ohnehin nah bevorstehender Tod – beide zugleich vorliegen: Auch dann »tötet« in unserem ersten Beispiel der Brandstifter, wenn der Mieter schon vor dem Brand aus einem ganz anderen Grund »tödlich krank« war.

Es kann also kein Zweifel bestehen: Auch eine indirekte Sterbehilfe ist eine Form von (im eigentlichen Sinn des Wortes) »aktiver« Sterbehilfe. Die übliche Gegenüberstellung von aktiver und indirekter Sterbehilfe ist insoweit äußerst irreführend. Realitätsgerecht ist es zwar, aktive und passive Sterbehilfe einander gegenüberzustellen. Doch *innerhalb* der aktiven Sterbehilfe wäre dann im weiteren zwischen einer direkten (unmittelbar auf den Tod des Betroffenen zielenden) und einer indirekten (den Tod des Betroffenen in Kauf nehmenden) Form der Begehung zu unterscheiden. Die sogenannte aktive Sterbehilfe wäre danach eigentlich als »direkte aktive« Sterbehilfe und die sogenannte indirekte Sterbehilfe als »indirekte aktive« Sterbehilfe zu bezeichnen. Nachdem dies hiermit geklärt ist, werde ich mich im folgenden gleichwohl, sofern keine Mißverständnisse zu befürchten sind, zumindest stellenweise der eingebürgerten Terminologie weiter bedienen.

Wichtig ist die vorgenommene Klärung tatsächlich weniger

unter terminologischem als unter normativem Blickwinkel. Die unter diesem Blickwinkel entscheidende Frage lautet nämlich: Läßt sich die in unserer Gesellschaft herrschende Rechtspraxis rechtfertigen, wonach zwar die indirekte aktive Sterbehilfe ohne weiteres zugelassen, die direkte aktive Sterbehilfe jedoch unter allen Umständen verboten wird? Es ist unschwer zu sehen, daß sich diese radikal unterschiedliche Bewertung der beiden Formen von Sterbehilfe zumindest bei oberflächlicher Betrachtung leichter gegen eine mögliche Kritik abschirmen läßt, wenn man bereits durch die gewählte Terminologie suggeriert, die (zugelassene) indirekte und die (verbotene) aktive Sterbehilfe seien zwei Formen von Sterbehilfe, die absolut nichts miteinander zu tun hätten, und es sei gerade das Merkmal der *Aktivität* bei der Herbeiführung des Todes, das die aktive Sterbehilfe – im Unterschied zur passiven wie zur indirekten Form von Sterbehilfe – verbotswürdig mache. Diese Unterstellung aber ist in beiden Punkten zwingend falsch. Insbesondere kann es nicht das Merkmal der Aktivität sein, das die aktive im Unterschied zur indirekten Sterbehilfe verbotswürdig macht; denn dieses Merkmal besitzt die indirekte Sterbehilfe ebenso.

All dies bedeutet natürlich nicht, daß die genannte unterschiedliche Bewertung zwischen aktiver und indirekter Sterbehilfe hiermit widerlegt wäre. Es bedeutet jedoch, daß die betreffende Bewertungsfrage nur dann in angemessener Form behandelt werden kann, wenn sie zunächst einmal ungeschminkt formuliert und mit den tatsächlich zutreffenden, unterschiedlichen Merkmalen der beiden Formen von Sterbehilfe verknüpft wird. Richtig formuliert, muß diese Frage lauten: Gibt es gute Gründe dafür, zwar nicht die indirekte, wohl aber die direkte Begehungsform der aktiven Sterbehilfe zu verbieten?

Nun habe ich bereits dafür argumentiert, daß unter bestimmten Voraussetzungen die aktive Sterbehilfe zugelassen werden sollte. Da meine diesbezüglichen Argumente unabhängig davon sind, ob die Sterbehilfe in direkter oder in indirekter Form ausgeführt wird, erfaßt mein Plädoyer sowohl die direkte wie auch die indirekte Form der aktiven Sterbehilfe. Tatsächlich ist in der Diskussion um die Zulässigkeit der Sterbehilfe bislang niemand auf den Gedanken gekommen, zwar die aktive, nicht aber die indirekte Sterbehilfe für legitim zu halten.

Ganz anders jedoch steht es um die umgekehrte Einstellung, der die faktische Rechtslage in unserem Land ja tatsächlich entspricht. Gibt es also vielleicht doch gute Argumente dafür, die aktive Sterbehilfe zwar in ihrer direkten, gleichwohl aber nicht in ihrer indirekten Form abzulehnen? Oder muß eine solche Einstellung tatsächlich als inkonsequent betrachtet werden?

Wie wir sahen, ist die indirekte Sterbehilfe in der Realität durch zwei Eigenschaften charakterisiert: Zum einen steht der Tod des Betroffenen ohnehin nah bevor; und zum anderen wird der Tod, der als Folge der Sterbehilfe eintritt, von dem Tötenden nicht intendiert, sondern lediglich in Kauf genommen. Rechtfertigen diese beiden Eigenschaften nun in irgendeiner Weise eine normative Sonderbehandlung der indirekten Sterbehilfe?

Zunächst zur ersten der beiden Eigenschaften. Läßt der Umstand, daß der Betroffene ohnehin bald sterben wird, eine Sterbehilfe eher als legitim erscheinen? Man könnte vielleicht meinen, daß dies deshalb der Fall ist, weil die durch die betreffende Handlung bewirkte Schmerzlinderung für den Betroffenen schwerer wiegt als die durch diese Handlung ebenfalls bewirkte nur unwesentliche Verkürzung seines Lebens. Dies trifft auch – unter der Voraussetzung, daß die indirekte Sterbehilfe tatsächlich einem gültigen Wunsch des Betroffenen entspricht – sicher zu. Ist dies im Fall der aktiven Sterbehilfe – auch hier unter der entsprechenden Voraussetzung – aber in wesentlicher Hinsicht anders?

Es dürfte unschwer nachvollziehbar sein, daß für einen schwer und unheilbar leidenden Menschen das gesamte weitere Leben, ganz unabhängig von seiner noch möglichen Länge, jeden Sinn verlieren kann. (Sonst gäbe es keine Fälle von »Bilanzselbstmord«.) Dabei wäre es sicher eine grobe Verkürzung dieser Problemlage, sie allein im Fall unerträglicher *körperlicher* Leiden oder Schmerzen für gegeben zu erachten. Auch ein Leben, das nicht von Schmerzen heimgesucht ist oder dessen Schmerzen sich weitgehend beheben lassen, kann für einen Menschen, der in irgendeiner Form einem schweren, unheilbaren Leiden unterliegt, in seiner Gesamtheit als nicht mehr lebenswert empfunden und betrachtet werden. Ja, unter Umständen kann *gerade die Länge* des noch bevorstehenden Leidens für den Betroffenen den entscheidenden Grund zu seiner endgültigen Beendigung darstellen. Eine unterschiedliche Bewertung von direkter und indirekter Sterbehilfe erscheint insoweit also völlig unbegründet.
Tatsächlich ist es wohl auch in weit höherem Maß die zweite Eigenschaft der indirekten Sterbehilfe, die diese so verbreitete unterschiedliche Bewertung zwischen den beiden Formen aktiver Sterbehilfe erklärt. Das direkte, intendierte Töten ist es, das für viele jede aktive Sterbehilfe so verwerflich macht. So wird nicht selten die Auffassung vertreten, es bestehe ein absolutes Verbot des Sittengesetzes, jemals einen unschuldigen Menschen *gezielt* zu töten.
Eine solche Einstellung ist vom Standpunkt einer interessenorientierten ethischen Betrachtungsweise, für die ich in Kapitel 2 argumentiert habe, nicht nachvollziehbar. Denn das Interesse des Betroffenen spricht, sofern die notwendigen Bedingungen für eine legitime Sterbehilfe erfüllt sind, wie wir sahen, gerade für und nicht gegen eine Zulassung seiner Tötung. Welches Interesse aber sollte der Betroffene unter diesen Umständen nun speziell daran haben, daß er zwar indirekt, keinesfalls jedoch direkt getötet wird? Wird

es ihm nicht primär um das Ergebnis der Handlung, nicht aber um die Intentionen des Handelnden gehen?

Daß die prinzipielle Legitimität oder Illegitimität einer Tötung wohl kaum von den Intentionen des Tötenden abhängen kann, können wir uns auch an folgendem Beispiel klarmachen: In einem nationalsozialistischen Konzentrationslager nimmt ein Arzt an todkranken Patienten ohne ihre Einwilligung wissenschaftliche Experimente vor, die zwar schmerzlos sind, aber den Todeseintritt bei den Betroffenen beschleunigen. Welcher Jurist oder welcher Laie würde bezweifeln, daß dieser Arzt, obschon er den Tod der Menschen als Folge seiner Experimente nicht intendiert (ja wegen deren vorzeitiger Beendigung vielleicht sogar bedauert), sondern nur in Kauf nimmt, einer vorsätzlichen Tötung schuldig ist? Das aber bedeutet: Auch eine bloß indirekte Tötung ist im Normalfall ohne Zweifel illegitim und verbotswürdig.

Wenn man nun aber nach der überkommenen Meinung eine indirekte Tötung unter Bedingungen der Sterbehilfe *nicht* als illegitim und verbotswürdig ansieht, dann doch wohl nur deshalb, weil sie in diesem Fall dem Wunsch eines schwer leidenden Menschen nach Hilfe entspricht. (Zu bedenken ist dabei, daß dieser Wunsch nur unter der Voraussetzung als gültiger Rechtfertigungsgrund einer indirekten Sterbehilfe gelten kann, daß er in Kenntnis der Todesbeschleunigung durch die betreffende Schmerztherapie geäußert wurde.) Dieser Wunsch aber mag im einen Fall auf eine direkte, im anderen Fall auf eine indirekte Sterbehilfe gerichtet sein. Es ist nicht einzusehen, warum ihm zwar ohne weiteres im zweiten, unter keinen Umständen aber im ersten Fall entsprochen werden darf.

Nach alledem ist es kaum nachvollziehbar, daß zwar nicht die direkte, wohl aber die indirekte aktive Sterbehilfe ohne weiteres den Stempel ethischer Legitimität tragen soll. Eine solche Einstellung erscheint vielmehr als wenig konsequent. Wer – im Gegensatz zu der von mir vertretenen Sichtweise – die direkte Sterbehilfe glaubt ablehnen zu müssen, scheint keinen guten Grund zu haben, mit seiner Ablehnung vor der indirekten Sterbehilfe Halt zu machen.

Den unbefangenen Betrachter kann es jedenfalls nur überraschen, daß unsere Rechtsgelehrten fast einhellig sogar auf der Ebene des geltenden Rechts die direkte und die indirekte Sterbehilfe radikal unterschiedlich bewerten: Die direkte, nicht aber die indirekte Sterbehilfe falle unter das strafrechtliche Verbot der »Tötung auf Verlangen«, wie es in § 216 Strafgesetzbuch enthalten ist. Dies läßt sich tatsächlich für die direkte aktive Sterbehilfe auch nicht leugnen. Wieso wird aber nicht auch die indirekte aktive Sterbehilfe vom Verbot der »Tötung auf Verlangen« erfaßt?

Eine überzeugende Antwort auf diese Frage gibt es nicht. Es gehört nämlich zu den allgemeinen Grundprinzipien unseres geltenden Strafrechts, daß die Voraussetzungen der vorsätzlichen Begehung einer beliebigen Straftat auch dann erfüllt sind, wenn der zum Tatbestand dieser Straftat gehörende Handlungserfolg vom Täter als möglich erkannt und lediglich in Kauf genommen wird. Kein Jurist bezweifelt etwa, daß in unseren obigen Beispielfällen des Brandstifters und des Menschenexperimente durchführenden Arztes die jeweiligen Täter sich einer vorsätzlichen, strafbaren Tötung schuldig machen. Im Fall der Sterbehilfe jedoch erlaubt man es sich einfach, aus einer augenscheinlichen Anpassungsbeflissenheit heraus von diesem allgemeinen Prinzip eine völlig willkürliche Ausnahme zu machen.

Den Hintergrund bildet dabei neben der überkommenen ärztlichen Praxis[38] eine spezifisch theologische Lehre – die Lehre von der sogenannten »Doppelwirkung« –, wonach

38 Noch im 19. Jahrhundert war diese Praxis außerordentlich umstritten (siehe Wuermeling 1991, 94 f.).

für die ethische Beurteilung einer Handlung die *Intention* des Handelnden von entscheidender Bedeutung ist. So weist Eser zur Legitimierung der indirekten Sterbehilfe ausdrücklich auf diese Lehre von der Doppelwirkung hin, wobei er behauptet, daß sie »auch in der Ethik im Grundsatz schon seit längerem anerkannt ist«[39]. Dabei wird von Eser »die Ethik« in ganz selbstverständlicher Weise mit der *christlichen* Ethik gleichgesetzt. Daß diese und keine andere Ethik für das deutsche Strafrecht richtungsweisend zu sein hat, setzt auch Esers Kollege Schöch voraus, der die Zulässigkeit der indirekten Sterbehilfe ganz offen damit begründet, daß diese »in Übereinstimmung mit der christlichen Ethik und mit verbreiteter ärztlicher Praxis« steht[40].

Die neben solchen deutlich theologischen Begründungen von unseren Strafrechtsprofessoren ebenfalls vorgebrachten Argumente, wonach auch rein juristisch betrachtet, also auf dem Boden des geltenden Rechts, zwar die direkte, nicht aber die indirekte aktive Sterbehilfe unzulässig sei, sind intellektuell derart dürftig, weil so offenkundig ad hoc konzipiert, daß ihre Widerlegung meinen Lesern erspart bleiben kann[41]. In Wahrheit verbietet § 216 Strafgesetzbuch die indirekte ebenso wie die direkte Sterbehilfe. Daß die Kirchen und (in ihrem Gefolge) vor allem unsere ärztlichen Standesvertreter und Rechtsgelehrten die beiden Formen aktiver Sterbehilfe moralisch völlig unterschiedlich bewerten, ändert daran nichts.

Es erübrigt sich an dieser Stelle ebenfalls, die genannte, in der christlichen Theologie angesiedelte Lehre von der Doppelwirkung im einzelnen zu kritisieren[42]. Diese Lehre ist

39 Eser 1985, 62.
40 Schöch 1986, 238.
41 Sehr treffend insoweit Merkel 1992, 91 ff.
42 Für eine vernichtende Kritik siehe ausführlich Kuhse 1995, Kap. 3, sowie prägnant Mackie 1981, 205 ff.

nicht nur, wie die oben angeführten Beispielfälle der Brandstiftung und der Nazi-Experimente bewiesen haben, unserem geltenden Strafrecht prinzipiell fremd. Es gibt darüber hinaus vom Standpunkt einer säkularen, interesseorientierten Ethik aus auch keinen Grund, diese Lehre mit ihrer Fixierung auf die *Intention des Handelnden* einem Vorschlag zur rechtlichen Regelung der Sterbehilfe zugrunde zu legen. Dies dürften die gesamten Ausführungen dieses Kapitels deutlich gemacht haben.

4. Verhinderung der Selbsttötung?

Wir sahen, daß es gute Gründe gibt, eine *Fremd*tötung, die nicht mit hoher Wahrscheinlichkeit von einer wirksamen Einwilligung des Betroffenen getragen ist und insofern im eigenen Interesse des Betroffenen liegt, strafrechtlich zu verbieten. Sprechen aber ganz ähnliche Gründe nicht unter Umständen auch für ein strafrechtliches Verbot der *Selbst*tötung sowie der von fremder Seite erfolgenden, mitwirkenden *Teilnahme* an einer Selbsttötung?

Gewöhnlich gehen unsere Juristen als selbstverständlich davon aus, daß Selbsttötung sowie Teilnahme an der Selbsttötung in keinem Fall ein Verbot verdienen. In der Tat ist dies der Standpunkt unseres derzeit geltenden Strafrechts. Doch nur wer jede Kritikfähigkeit gegenüber dem Bestehenden eingebüßt hat, kann diesen Standpunkt für selbstverständlich halten. Schon ein Blick über die eigenen Grenzen zeigt, daß keineswegs alle modernen Rechtsordnungen in diesem Punkt so permissiv wie das deutsche Recht verfahren. So war beispielsweise die Selbsttötung in England bis zum Jahre 1961 strafbar; und Teilnahme (in Form von Anstiftung oder Beihilfe) an der Selbsttötung ist derzeit in Österreich sowie (unter bestimmten Bedingungen) in der Schweiz strafbar.

Wenn man, wie ich es in Kapitel 2 getan habe, die Verbotswürdigkeit der Tötung von einem interessenorientierten Standpunkt aus beurteilt, ist tatsächlich auf den ersten Blick nicht leicht einzusehen, warum in jedem Fall, also ganz unabhängig von der Interessenlage des Betroffenen, einerseits eine Fremdtötung unerlaubt, andererseits eine Selbsttötung sowie eine Teilnahme an der Selbsttötung jedoch erlaubt sein soll. Würde es nicht näherliegen, Fremdtötung *sowie* Selbsttötung oder Teilnahme an der Selbsttötung immer dann zu *verbieten*, wenn diese Handlungen voraussehbar die Interessen des Betroffenen verletzen, und gleichzeitig Fremdtötung *sowie* Selbsttötung oder Teilnahme an der Selbsttötung immer dann zu *erlauben*, wenn diese Handlungen voraussehbar den Interessen des Betroffenen entsprechen? Wir werden im folgenden sehen, daß diese Vermutung sich bei näherer Betrachtung zumindest teilweise als durchaus begründet erweist.

Beginnen wir mit der Frage nach einer eventuellen Verbotswürdigkeit der Selbsttötung.[43] Diese Frage ist nicht etwa, wie man bei oberflächlicher Betrachtung meinen könnte, ohne praktische Relevanz: Allerdings kann der Täter einer *gelungenen* Selbsttötung ohnehin nicht mehr zur Verantwortung gezogen werden. Dies schließt jedoch nicht die Möglichkeit aus, denjenigen nachträglich zu bestrafen, dessen Selbsttötungsversuch aus diesem oder jenem Grund fehlgeschlagen ist. Eine Strafwürdigkeit der Selbsttötung aber würde angesichts der Schwere jedes Tötungsdelikts die Strafwürdigkeit auch des Versuchs der Selbsttötung nach sich ziehen.

Gibt es gleichwohl einen guten Grund, die Selbsttötung unter allen Umständen straflos zu lassen? Nicht selten wird in diesem Zusammenhang wie folgt argumentiert: Wer sich selbst tötet, macht lediglich Gebrauch von seiner Selbstbestimmung oder Autonomie.[44] Eine freiheitliche Rechtsordnung wie die unsere, die generell die Selbstbestimmung des einzelnen achtet, darf also auch die Selbsttötung nicht ver-

43 Zur Bewertung der Selbsttötung in den wichtigsten abendländischen Ethiksystemen sehr instruktiv Birnbacher 1992.

44 In diesem Sinn behauptet z. B. Eser (1997, Randnummer 33), eine Bestrafung der Selbsttötung sei grundsätzlich nicht mit dem »Schutzzweck der Tötungstatbestände vereinbar«. Ein paar Seiten vorher jedoch schreibt derselbe Autor, geschütztes Rechtsgut der Tötungsdelikte sei »das menschliche Leben« (Eser 1997, Randnummer 12). Ist nicht etwa auch das eigene Leben des Suizidenten »menschliches Leben«?

bieten. Dieses Argument ist jedoch bei näherem Hinsehen wenig überzeugend. Den Grund hierfür mag folgende Reflexion über die Strafwürdigkeit des Konsums sogenannter »harter« Drogen zeigen. (Die sehr umstrittene Frage der Freigabe sogenannter »weicher« Drogen soll hier ausgeklammert bleiben.)

Unser geltendes Strafrecht verbietet zwar nicht ausdrücklich den Konsum harter Drogen als solchen, wohl aber ihre Beschaffung und ihren Besitz. Da es jedoch im Normalfall kaum möglich ist, Drogen zu konsumieren, ohne sie sich zuvor zu beschaffen und zu besitzen, wird durch diese Regelung praktisch auch ihr Konsum verboten. Läßt sich ein solches Verbot begründen? Ich meine, ja.

Auf einer interessenorientierten Basis der Rechtsethik, wie ich sie meinen bisherigen Ausführungen zugrunde gelegt habe, bietet sich das folgende Argument an: Es mag zwar Einzelfälle geben, in denen Personen harte Drogen in einer verantwortlichen Weise, d. h. ohne abhängig zu werden und sich körperlich und seelisch zu ruinieren, konsumieren. Auf die allermeisten Fälle jedoch trifft bekanntlich das Gegenteil zu. Da man aber nicht davon ausgehen kann, daß jene Normalbürger, die Drogen konsumieren, die verheerenden Folgen ihres Drogenkonsums bewußt in Kauf nehmen, muß man annehmen, daß die Entscheidung für die Droge im Normalfall *nicht* eine rationale Entscheidung ist. In einem urteilsfähigen und (über die Folgen ihres Tuns) aufgeklärten Zustand würden die Betreffenden auf die Droge verzichten. Ja, sie würden es in einem solchen Zustand geradezu begrüßen, daß ein moralisches und rechtliches Verbot existiert, das ihnen die leichtsinnige Zerstörung ihres Lebens durch die Droge jedenfalls erschwert. Ein solches Verbot liegt also durchaus im wohlverstandenen Interesse des (durchschnittlichen) Betroffenen selbst.

Ich möchte hier nicht im einzelnen erörtern, inwieweit diese (nur vordergründig betrachtet »paternalistische«) Argumentation etwa auch alle möglichen anderen riskanten Handlungen oder Verhaltensweisen (wie Tabakkonsum, Autofahren oder Bergsteigen) erfassen könnte. Generell sei nur so viel gesagt: Wer dafür plädiert, daß Handlungen verboten werden, die *höchstwahrscheinlich katastrophale* Folgen für den Betroffenen haben, braucht deshalb keineswegs so weit zu gehen, dem einzelnen die Eingehung *jedes nur denkbaren* Lebens- oder Gesundheitsrisikos verbieten zu wollen. Denn ein derartiges Verbot würde der Durchschnittsbürger auch bei rationaler Abwägung seiner langfristigen Interessen sicher *nicht* begrüßen.

Im Fall des Verbots harter Drogen, dessen Legitimität in unserer Gesellschaft kaum bestritten wird, steht also die »Autonomie« oder »Selbstbestimmung« des Individuums diesem Verbot offenbar nicht im Wege. Denn das Individuum kann unter Umständen durchaus ein Interesse daran haben, von der Rechtsordnung nicht nur vor fremder Rücksichtslosigkeit, sondern auch vor eigenem Leichtsinn geschützt zu werden. Warum aber sollte dieser Gesichtspunkt nicht prinzipiell auch den Fall der Selbsttötung, die ja im Normalfall für den Betroffenen eine noch größere Katastrophe als der Griff zur Droge darstellt, erfassen?

Natürlich käme ein Verbot der Selbsttötung nur für jene Fälle in Betracht, in denen der Tod tatsächlich nicht im wohlverstandenen Interesse des Betroffenen liegt. Ich darf in diesem Zusammenhang auf meine Ausführungen zur Selbsttötung in Kapitel 2 (S. 31 ff.) verweisen: Unter den von mir für die Legitimität einer *Fremd*tötung genannten Bedingungen müßte selbstverständlich auch die *Selbst*tötung gestattet sein.

Trotz alledem gibt es jedoch ein Argument gegen ein strafrechtliches Verbot der Selbsttötung, das gerade jene häufigen Fälle erfaßt, in denen die Selbsttötung *nicht* im Interesse des Betroffenen liegt. Es lautet: Jedes mit rechtlichen Sanktionen versehene Verbot der Selbsttötung wäre in seiner Wirkung kontraproduktiv. Der Grund hierfür liegt in dem auf die Handlung einer Selbsttötung in einzigartiger Weise zutreffenden Umstand, daß ein Gelingen der Tat – die vollendete Tötung – jede Bestrafung des Täters unmöglich macht. Denn dies bedeutet: Der potentielle Täter einer strafbaren Selbsttötung wird, um jedenfalls nicht wegen eines Selbsttötungs*versuchs* bestraft werden zu können, in der Regel alles darin setzen, die Tat so auszuführen, daß sie auch gelingt. Im Ergebnis würde die Strafbarkeit der Selbsttötung also aller Voraussicht nach zu einer *größeren* Anzahl *gelungener* Selbsttötungen führen als die Straflosigkeit und damit den Sinn jeder Strafbarkeit, nämlich den Schutz des betreffenden Rechtsguts bzw. Interesses, in sein Gegenteil verkehren. Unsere Rechtsordnung verfährt deshalb im Ergebnis durchaus legitim, wenn sie die Selbsttötung in *jedem* Fall straflos läßt.

Etwas ganz anderes gilt jedoch für die von fremder Seite erfolgende, mitwirkende *Teilnahme* an der Selbsttötung. Wer an einer Selbsttötung teilnimmt, also den Betreffenden entweder zur Selbsttötung anstiftet oder ihm zur Selbsttötung Beihilfe leistet, fällt nicht unter das soeben angeführte Argument. Er kann ja durchaus unabhängig davon bestraft werden, ob die Selbsttötung gelingt oder nicht. Die Strafandrohung ihm gegenüber wird also – ganz entsprechend wie im Fall der Anstiftung oder Beihilfe zum Drogenkonsum – durchaus der Prävention von Selbsttötungen zugute kommen.

Zwar ist der in der Anstiftung oder Beihilfe zu einer Selbsttötung liegende Angriff auf das fremde Leben weniger direkt als im Fall einer Fremdtötung: Der Betroffene selbst tut den letzten, entscheidenden Schritt. Trotzdem wird auch hier der Tod, so wie er in concreto eintritt, durch die betreffende Teilnahmehandlung *mit*verursacht; sonst läge nämlich keine »Anstiftung« bzw. »Beihilfe« im juristisch relevanten Sinn vor. Ob der Suizident sich vielleicht bei *späterer* Gelegenheit auch *ohne* fremde Teilnahme getötet hätte, ist unerheblich und kann ja gewöhnlich auch nicht mit Sicherheit gewußt werden.

Aus dem Vorangehenden ergibt sich, daß ein Verbot der Teilnahme an der Selbsttötung natürlich nicht für jene Fälle in Betracht kommt, in denen die Selbsttötung ihrerseits dem wohlverstandenen Interesse des Getöteten entspricht, in denen nach der von mir in Kapitel 2 vertretenen Auffassung also sogar eine Fremdtötung nicht strafwürdig ist.

Ich plädiere dafür, die Teilnahme an der Selbsttötung in Form von Anstiftung oder Beihilfe genau dann zu bestrafen, wenn die Voraussetzungen einer legitimen Sterbehilfe nicht vorliegen. Während mir unser geltendes Strafrecht, sofern es die Tötung auf Verlangen unter *allen* Umständen *verbietet*, als zu restriktiv erscheint, halte ich es somit, sofern es die Teilnahme an der Selbsttötung unter *allen* Umständen *gestattet*, für zu liberal: Es zieht die Grenze der Strafbarkeit, da es sich nicht an den *Interessen* der betroffenen Individuen orientiert, an der falschen Stelle.

Muß es nicht, wie schon gesagt, bei unbefangener Betrachtung mehr als merkwürdig erscheinen, daß etwa derjenige, der einen aus Liebeskummer verzweifelten Heranwachsenden zur Selbsttötung überredet und ihm zur Ausführung der Tat Zyankali verkauft, nicht – wegen Anstiftung sowie Beihilfe zur Selbsttötung – strafbar ist, daß der verantwortungsvolle Arzt dagegen, der seinem schwer und unheilbar leidenden Patienten auf dessen wohlüberlegten Wunsch hin aktive Sterbehilfe leistet, sich – wegen Tötung auf Verlangen – strafbar macht? Es spricht kaum für die Unabhängigkeit und Kritikfähigkeit unserer führenden Strafrechtsprofessoren, wenn sie eine solche gesetzgeberische Entscheidung ausdrücklich gutheißen.[45]

Generell ist unser Strafrecht zwar so aufgebaut, daß die

45 So etwa Eser 1976, 398 ff.

Teilnahme (Anstiftung oder Beihilfe) an einer Handlung nur dann strafbar ist, wenn auch diese Handlung selbst bestraft wird. Hiernach wäre eine Strafbarkeit der Teilnahme an der Selbsttötung bei gleichzeitiger Straflosigkeit der Selbsttötung als solcher auszuschließen. Doch es gibt bereits im geltenden Strafrecht Ausnahmen von diesem Prinzip.[46] Und es besteht im vorliegenden Fall überhaupt kein Grund, nicht ähnlich wie das österreichische oder schweizerische Strafrecht zu verfahren und die Teilnahme an der Selbsttötung grundsätzlich als einen eigenen Straftatbestand in den Katalog der strafbaren Handlungen aufzunehmen. Ich werde in Kapitel 10 einen entsprechenden Gesetzgebungsvorschlag machen.

46 So stellt z. B. § 120 Strafgesetzbuch zwar die Teilnahme an der Selbstbefreiung eines Gefangenen, nicht aber die Selbstbefreiung des Gefangenen als solche unter Strafe.

5. Behandlung bis zum Lebensende?

Thema dieses Kapitels ist die sogenannte *passive* Sterbehilfe. Darunter versteht man die Sterbehilfe durch Unterlassen, nämlich durch Unterlassen eines möglichen, lebensverlängernden Handelns. Ein solches Handeln kann insbesondere in einer medizinischen Behandlung bestehen. Soll eine solche passive Sterbehilfe rechtlich zugelassen werden?

Bevor wir uns dieser ethischen Frage zuwenden, müssen wir eine wichtige begriffliche Vorfrage klären: Wieso kann eine Sterbehilfe, eine *Hilfe* zum Sterben, in einem bloßen *Unterlassen* bestehen? Setzt eine Hilfe zum Sterben nicht voraus, daß der »Helfer« entweder aktiv den Tod des Betroffenen herbeiführt oder bei der Herbeiführung des Todes zumindest als Teilnehmer aktiv mitwirkt? Kann man (passives) Sterbenlassen und (aktives) Töten einfach über den Kamm eines einheitlichen Begriffes – des Begriffes »Sterbehilfe« – scheren?

Dies ist sicher generell *nicht* der Fall. Auf jemanden, der einen Menschen, für dessen Wohlergehen er keine spezielle Verantwortung trägt, durch Unterlassen eines möglichen Eingreifens sterben läßt, trifft ja keinesfalls zu, daß er den Tod des Betroffenen *herbeiführt* bzw. ihn *tötet*. Und zwar gilt dies ganz unabhängig davon, ob der Tod im eigenen Interesse des Betroffenen liegt – ob also eine legitime Sterbehilfe in Betracht kommt – oder nicht. Auch derjenige, der etwa einem Unfallopfer nicht zu Hilfe kommt, sondern es sterben läßt, führt nicht dessen Tod herbei und macht sich deshalb keiner Tötung schuldig. Damit im Einklang steht, daß sein Verhalten gleichwohl moralisch verwerflich ist und auch strafrechtlich – nämlich als »unterlassene Hilfeleistung« – geahndet wird.

Ganz Entsprechendes gilt, wenn ein unheilbar Leidender zu sterben wünscht: Ein Außenstehender, ob Arzt oder Laie, der unter solchen Bedingungen nicht aktiv zur Lebensverlängerung des Betroffenen tätig wird, leistet keine »Sterbehilfe«, da man nicht sagen kann, daß er den Tod des Betroffenen herbeiführt. Sein Verhalten kann deshalb – nicht anders als das Verhalten dessen, der gegenüber dem Unfallopfer untätig bleibt – von vornherein nicht unter den Tatbestand eines Tötungsdelikts fallen. Juristische Gedanken kann man sich lediglich darüber machen, unter welchen präzisen Voraussetzungen er von dem Vorwurf der »unterlassenen Hilfeleistung« verschont bleiben soll. Auf diese Frage möchte ich hier nicht näher eingehen. Auf den ersten Blick spricht sicher alles dafür, die Antwort auf sie von denselben (unten zu erörternden) Voraussetzungen abhängig zu machen, die sich für die Legitimität einer passiven Sterbehilfe als ausschlaggebend erweisen.

Von Fällen der genannten Art sind prinzipiell jene Fälle zu unterscheiden, in denen man durchaus sagen kann, daß jemand durch Unterlassen den Tod eines Menschen *herbeiführt*. Und zwar ist dies immer dann der Fall, wenn der Betreffende für das Wohl und Wehe dieses Menschen eine besondere *Verantwortung* trägt. Klassische Beispiele sind das Verhältnis Mutter-Kind und das Verhältnis Arzt-Patient. Von einer Mutter, die ihr Kind verhungern läßt, oder von einem Arzt, der seinem Patienten ein lebensrettendes Medikament vorenthält, kann man ohne weiteres sagen, daß sie den Tod der ihnen anvertrauten Menschen *herbeiführen*. Man mag vielleicht zweifeln, ob man unter solchen Umständen auch sagen würde, daß die Mutter bzw. der Arzt die Betroffenen *töten*. Vielleicht würde man es vorziehen, diesen Ausdruck für die Herbeiführung des Todes durch aktives Handeln zu reservieren. Diese rein terminologische Frage aber ist in unserem Zusammenhang unwichtig.

Entscheidend ist: Die Herbeiführung des Todes durch Tun und die Herbeiführung des Todes durch Unterlassen unter Bedingungen einer speziellen Verantwortung für den Betroffenen sind im Prinzip ethisch gleichwertig. Dem trägt auch unsere Rechtsordnung Rechnung: Derjenige, der jemanden tötet, und derjenige, der jemanden, der seiner Obhut anvertraut ist, sterben läßt, werden jedenfalls im Normalfall – also im Fall, in dem von vornherein keine Rechtfertigung für die Herbeiführung des Todes in Betracht kommt – gleichermaßen bestraft. Inwieweit diese ethische Gleichwertigkeit zwischen Tun und Unterlassen auch auf die Voraussetzungen einer aus Gründen der Sterbehilfe *legitimen* Herbeiführung des Todes im vollen Umfang übertragen werden kann, wird im folgenden eingehend zu untersuchen sein.

Zunächst zurück zur Ausgangsfrage dieses Kapitels: Kann es überhaupt so etwas wie eine *passive* Sterbehilfe, eine Sterbehilfe durch *Unterlassen*, geben? Auf der Basis meiner obigen Ausführungen lautet die Antwort: Eine passive Sterbehilfe kann es durchaus, nämlich immer dann geben, wenn jemand – sei es aufgrund seiner natürlichen Stellung, sei es aufgrund einer von ihm übernommenen Sorgepflicht – für das Leben des Betroffenen eine spezielle Verantwortung trägt. Und zwar ist diese Voraussetzung insbesondere bei Ärzten gegenüber ihren Patienten erfüllt. (Sie ist dagegen nicht erfüllt bei Ärzten gegenüber *beliebigen* Kranken oder gegenüber den Patienten *anderer* Ärzte.) Und genau in diesem medizinischen Kontext besitzt die Frage nach der Legitimität passiver Sterbehilfe ihre wichtigste praktische Relevanz: Unter welchen Voraussetzungen darf ein Arzt seinen Patienten, d. h. einen kranken oder leidenden Menschen, der sich in seiner Obhut befindet, sterben lassen?

Man könnte auf den ersten Blick dazu neigen, die in Kapitel 3 für die Legitimität von Sterbehilfe *generell* entwickelten Kriterien einfach auf den Unterfall der *passiven* Sterbehilfe zu übertragen. Bei einem solchen Vorgehen bliebe aber ein wichtiger Gesichtspunkt unberücksichtigt. Es handelt sich um den Gesichtspunkt der Behandlungshoheit des Patienten, der jede legitime Anwendung passiver Sterbehilfe in der Realität überlagert. Zwar kann dieser Gesichtspunkt gewiß nicht dazu führen, daß die Legitimitätsvoraussetzungen einer passiven Sterbehilfe im Ergebnis etwa *enger* als die einer nicht-passiven (also aktiven oder indirekten) Sterbehilfe ausfallen: Wenn eine Sterbehilfe durch Handeln zulässig ist, kann eine Sterbehilfe durch Unterlassen nicht unzulässig sein. Wir werden jedoch sehen, daß aufgrund dieses Gesichtspunktes die Voraussetzungen einer passiven Sterbehilfe *weiter* als die einer nicht-passiven Sterbehilfe gefaßt werden müssen.

Das Prinzip der *Behandlungshoheit* im Arzt-Patienten-Verhältnis besagt, daß schlechthin *keine* ärztliche Maßnahme dem Patienten aufgezwungen werden darf. Anders ausgedrückt: *Jede* ärztliche Maßnahme, die als solche ja einen Eingriff in die körperliche Integrität oder Bewegungsfreiheit des Patienten darstellt, muß, um legitim zu sein, von einer *wirksamen Einwilligung* des Patienten begleitet sein. (Zu Funktion und Kriterium der Wirksamkeit siehe oben S. 29) Für das Eingreifen eines Arztes gilt insofern nichts anderes als für das Eingreifen jedes anderen Mitmenschen: Niemand darf sich und sein Handeln einem anderen, der mündig und urteilsfähig ist sowie weiß, was für ihn auf dem Spiel steht, aufzwingen.

Dieses allgemeine Prinzip gilt ganz unabhängig davon, ob die zur Debatte stehende Handlung dem Betroffenen letztlich nützt oder schadet. Auch ein *nützlicher* Eingriff in die Sphäre eines anderen bedarf, um legitim zu sein, der Einwilligung des Betroffenen. Aus diesem Grund müssen auch solche ärztlichen Maßnahmen, die ohne Zweifel der Gesundheit und dem Wohlergehen des Patienten dienen, von diesem zuvor gebilligt worden sein. Dieser Grundsatz ist auch von unseren Gerichten mehrfach bestätigt worden: Eine eigenmächtige Heilbehandlung des Arztes ist unzulässig.

Der Grundsatz der Behandlungshoheit gilt sowohl für den *Beginn* einer ärztlichen Behandlung als auch für jede einzelne Maßnahme im Rahmen einer *laufenden* ärztlichen Behandlung. Daß eine Behandlung nur mit Einwilligung des Patienten aufgenommen werden darf, erscheint tatsächlich als ziemlich selbstverständlich. Muß der Arzt aber wirklich auch für jede einzelne Maßnahme im Rahmen einer laufenden Behandlung von neuem die Einwilligung seines Patienten einholen?

Eine solche Forderung wäre tatsächlich ebenso realitätsfern wie unangemessen – was aber nicht bedeutet, daß nicht trotzdem jede einzelne ärztliche Maßnahme in einem bestimmten Sinn von der Einwilligung des Patienten erfaßt oder getragen sein muß, was auch in der Praxis durchaus möglich ist. Man darf im Regelfall nämlich annehmen, daß derjenige, der sich freiwillig auf eine ärztliche Behandlung seiner Krankheit oder seines Leidens einläßt, damit implizit auch in sämtliche notwendigen Einzelmaßnahmen dieser Behandlung einwilligt. Dies muß jedenfalls insoweit gelten, als diese Einzelmaßnahmen keine neu hinzukommenden Risiken bergen bzw. als der Patient über diese Risiken zu Beginn seiner Behandlung aufgeklärt wurde.

Gleichwohl hat der Patient natürlich, da er selbst nach wie vor die Behandlungshoheit besitzt, jederzeit das Recht, eine bestimmte Maßnahme im Rahmen einer laufenden Behandlung abzulehnen. Zu diesem Zweck braucht er nur entweder die zu Behandlungsbeginn auch für diese Maßnahme implizit erteilte Einwilligung zu widerrufen oder aber die gesamte Behandlung bei dem betreffenden Arzt abzubrechen, d. h. sein Behandlungsverhältnis mit dem Arzt zu beenden.[47]

47 Im letzteren Fall kann allerdings, wie aus meinen Ausführungen am

Außerordentlich wichtig ist in diesem Zusammenhang: Der Patient besitzt all diese Rechte ganz unabhängig davon, ob der Arzt oder sonst jemand die Entscheidung des Patienten selbst nachvollziehen kann. Auch beispielsweise an jemandem, der – sei es zu Beginn oder im Verlauf eines Behandlungsverhältnisses – aus weltanschaulichen Gründen eine lebensrettende Bluttransfusion ablehnt, darf diese Bluttransfusion nicht vorgenommen werden.

Eine besondere Relevanz für die Praxis gewinnt das Prinzip der Behandlungshoheit natürlich dann, wenn der Patient durch seine Krankheit gehindert ist, sich einer ungewollten Behandlung einfach durch das Verlassen des ärztlichen Einflußbereiches zu entziehen. Insofern muß gerade bei schwerkranken und bettlägrigen Patienten auf dieses Prinzip und seine moralische und rechtliche Verbindlichkeit größtes Gewicht gelegt werden.

Ein Arzt, der gegen das Prinzip der Behandlungshoheit verstößt, verletzt aber nicht nur die entsprechenden Rechte des Patienten. Er kann für seine nicht von der Einwilligung des Betroffenen getragenen Maßnahmen auch kein Honorar fordern und macht sich außerdem in aller Regel einer strafbaren Körperverletzung oder Nötigung schuldig.

Aus alledem darf man allerdings keine falschen Schlüsse auf die tatsächliche Legitimation ärztlichen Handelns in der Praxis ziehen. Solche falschen Schlüsse könnten sich aufdrängen, wenn man den folgenden wichtigen Punkt nicht berücksichtigt: Bei einem Kranken, der zur Erteilung einer *ausdrücklichen*, als wirksam zu betrachtenden Einwilligung nicht in der Lage ist, kann an die Stelle einer ausdrücklichen prinzipiell eine *mutmaßliche* Einwilligung treten. Daß dies so sein muß, kann man sich an einem einfachen Beispiel klarmachen: Ohne die Rechtsfigur einer mutmaßlichen

Anfang dieses Kapitels hervorgeht, in dem nachfolgenden Behandlungsunterlassen des Arztes eine »Sterbehilfe« im eigentlichen Sinn nicht erblickt werden.

Einwilligung wären die Ärzte nicht legitimiert, beispielsweise bewußtlose Unfallopfer medizinisch zu versorgen – ein jedenfalls im Normalfall völlig untragbares Resultat. Wenngleich also die prinzipielle Gleichwertigkeit von ausdrücklicher und mutmaßlicher Einwilligung im Arzt-Patienten-Verhältnis offenbar unverzichtbar ist, so wirft doch die mutmaßliche Einwilligung gewisse Probleme auf, die gerade im Bereich der passiven Sterbehilfe eine besondere Virulenz gewinnen. Wir werden diese Probleme ausführlich in Kapitel 6 behandeln, in dem die generelle Thematik einer Sterbehilfe ohne ausdrückliche Ermächtigung des Betroffenen zur Debatte steht.

Die Kernfrage des vorliegenden Kapitels lautet aber: Unter welchen Voraussetzungen ist es ethisch legitim, daß ein Arzt im Rahmen eines bestehenden Behandlungsverhältnisses passive Sterbehilfe leistet, also den Tod seines Patienten durch Unterlassung einer möglichen, lebensverlängernden Behandlungsmaßnahme herbeiführt? Nach den obigen Ausführungen zur Behandlungshoheit des Patienten ist dies immer dann der Fall, wenn für die betreffende Behandlungsmaßnahme keine wirksame (ausdrückliche oder mutmaßliche) Einwilligung des Patienten vorliegt. Ja, unter dieser Voraussetzung *darf* der Arzt nicht nur, sondern *muß* der Arzt diese Behandlungsmaßnahme unterlassen.

Wir sehen an diesem Punkt deutlich, inwiefern es, wie schon angedeutet, tatsächlich zutrifft, daß die Legitimitätsvoraussetzungen der passiven Sterbehilfe von dem normativen Prinzip der Behandlungshoheit überlagert werden: Erstens bedarf nicht nur die lebensverlängernde, sondern schlechthin jede ärztliche Behandlungsmaßnahme der Einwilligung des Patienten. Zweitens darf (und muß) eine lebensrettende oder lebensverlängernde Behandlungsmaßnahme ohne wirksame Einwilligung nicht nur bei einem schwer und unheilbar leidenden Menschen, sondern schlechthin bei jedermann unterbleiben. Und drittens kommt es nicht darauf an, aus welchem Grund ein urteilsfähiger und aufgeklärter Patient seine Einwilligung in eine lebensrettende oder lebensverlängernde Behandlungsmaßnahme eventuell verweigert; auch wenn seine primäre Intention bei der Verweigerung nicht auf seinen Tod gerichet ist, darf (und muß) die Maßnahme unterbleiben.

Eben wegen dieser Überlagerung der passiven Sterbehilfe durch die Behandlungshoheit des Patienten erübrigt sich auch eine eigene gesetzliche Regelung der passiven Sterbehilfe. Eine andere Frage ist es, ob nicht das generelle Prinzip der Behandlungshoheit als solches, das in unserer Rechtsordnung ohne Zweifel gewohnheitsrechtliche Geltung besitzt, sinnvollerweise auch gesetzesrechtlich fixiert und in angemessener Weise präzisiert werden sollte. Die Beantwortung dieser Frage aber würde über den Rahmen der vorliegenden Untersuchung hinausgehen.

Aus der beschriebenen Dominanz des Prinzips der Behandlungshoheit ergeben sich für den Fragenbereich der passiven Sterbehilfe eine Reihe von praktisch bedeutsamen Konsequenzen. Die wichtigsten von ihnen sind die folgenden.

1. Die gelegentlich aufgestellte Behauptung, zwischen passiver und aktiver Sterbehilfe sei normativ kein wesentlicher Unterschied zu machen[48], ist gerade unter rechtsethischem Aspekt zurückzuweisen: Es trifft zwar zu, daß unter den gegebenen Bedingungen Unterlassen und Tun gleicherweise den Tod des Patienten herbeiführen. Trotzdem liegt generell zwar in der Verweigerung einer gewünschten Unterlassung, nicht aber in der Verweigerung einer gewünschten Tat eine gravierende Verletzung der Freiheitssphäre des Betroffenen. Um dies an einem einfachen Beispiel nochmals zu verdeutlichen: Wenn ich handwerkliche Hilfe in meinem Garten gebrauchen kann, so verletzt zwar Nach-

48 So etwa Kuhse 1994, Kap. 2.

bar X, der sich mir gegen meinen Willen einfach aufdrängt, nicht aber Nachbar Y, der sich meiner ausdrücklichen Bitte verweigert, meine rechtlich geschützte Privatsphäre.
Es ist genau diese eklatante Verletzung eines individuellen Rechtes, die jede eigenmächtige ärztliche Behandlung prinzipiell selbst dann illegitim erscheinen läßt, wenn sie dem Patienten langfristig zugute kommt. Jene aus Sicherheitsgründen relativ eng gefaßten Zulässigkeitsbedingungen *aktiver* Sterbehilfe, für die ich in Kapitel 3 argumentiert habe, wären deshalb im Fall *passiver* Sterbehilfe untragbar. Auch bei einem Menschen, der *nicht* schwer und unheilbar leidet, darf ohne seine Einwilligung – wegen der damit einhergehenden Rechtsverletzung – eine lebensrettende Behandlung grundsätzlich nicht vorgenommen werden. Es kann insofern nur verwundern, wenn ein prominenter deutscher Strafrechtswissenschaftler im Rahmen seiner Erörterung der passiven Sterbehilfe tatsächlich behauptet: »Aber allein auf den individuellen Wunsch des Patienten, auch wenn man einen dauerhaften, nicht nur momentanen, aus einer depressiven Verstimmung erwachsenden verlangt, kann nicht abgestellt werden«[49].

2. Gewisse, gelegentlich geforderte Einschränkungen passiver Sterbehilfe sind unbegründet. Dies gilt sowohl für die Forderung, nur ein Verzicht auf »außergewöhnliche« – nicht aber auf »gewöhnliche« – lebensverlängernde Behandlungsmaßnahmen sei grundsätzlich als legitim zu betrachten[50], wie auch für die These, eine *künstliche Ernährung* sei keine medizinische Behandlung und deshalb nicht an die Einwilligung des Patienten gebunden[51]. Selbst wenn

49 So Schreiber 1995, 97. In eklatantem Widerspruch hierzu bekennt sich freilich derselbe Autor einige Zeilen zuvor – unter Berufung auf den Bundesgerichtshof – zum Prinzip der Behandlungshoheit des Patienten.

50 So Papst Pius XII. in einer vielzitierten Ansprache aus dem Jahr 1957 (vgl. Eser 1985, 58).

51 In diesem Sinne etwa Hoppe 1995. Wie Hoppe darüber hinaus sogar

man sich entscheiden würde, eine bestimmte Form der Nahrungszufuhr bei Kranken oder Bewußtlosen nicht als »medizinische Behandlung« einzustufen, so würde das nichts daran ändern, daß auch diese Form der Nahrungszufuhr einer wirksamen Einwilligung des Patienten bedarf: Auch nicht-medizinische Formen einer Behandlung jedweder Art, die ein Mensch (ob krank oder nicht) über sich ergehen läßt, bedürfen grundsätzlich seiner (ausdrücklichen oder mutmaßlichen) Zustimmung. Auch für eine normative Differenzierung danach, wie nah der Tod des Betroffenen bevorsteht, gibt es auf dem Hintergrund des Prinzips der Behandlungshoheit nicht den geringsten Grund.

3. Die vieldiskutierte Frage, ob das Abstellen eines lebenserhaltenden medizinischen Apparates auf Wunsch des Patienten als aktiv oder als passiv einzustufen und zu bewerten ist, läßt sich unschwer beantworten: Es kommt ganz darauf an, von *wem* der Apparat abgestellt wird. Falls er von dem behandelnden Arzt selbst (oder in seinem Auftrag) abgestellt wird, liegt offenbar ein Verzicht auf weitere Behandlung vor, der als solcher vollkommen im Rahmen der Behandlungshoheit des Patienten liegt. Die Tatsache, daß der Akt des Abstellens ohne Zweifel ein Handeln ist, ändert daran nichts.

Anders jedoch ist die Situation zu beurteilen, wenn ein unbeteiligter Dritter den Apparat abstellt. Hier handelt es sich um einen klaren Fall aktiver Sterbehilfe, der in keiner Weise vom Prinzip der Behandlungshoheit erfaßt wird. Denn das aus diesem Prinzip ableitbare Recht des Patienten auf Behandlungsabbruch besteht keineswegs gegenüber jedermann, sondern einzig gegenüber demjenigen, der den Behandlungsauftrag des Patienten besaß. Ihm wird das

behaupten kann, in einem solchen Fall habe man es in Wahrheit bereits mit *aktiver* Sterbehilfe zu tun (siehe Keller 1996, 12), ist schlechthin nicht nachvollziehbar.

Recht auf Weiterbehandlung entzogen. Von dem Dritten hingegen läßt sich dies nicht sinnvoll behaupten, da er ja nie ein Behandlungsrecht gegenüber dem Patienten besaß. Ihm gegenüber hat der Patient lediglich das Recht, die *Aufnahme* einer Behandlung zu verweigern. Das bedeutet freilich nicht, daß das Abstellen des Gerätes durch den Dritten auf Wunsch des Patienten unter allen Umständen als illegitim zu betrachten wäre. Es bedeutet lediglich, daß es ausschließlich nach den Legitimitätskriterien *aktiver* Sterbehilfe beurteilt werden muß.

Am Rande sei noch auf die folgende denkmögliche Parallele zwischen passiver und aktiver Sterbehilfe hingewiesen. Die Verfechter der Legitimität indirekter – bei gleichzeitiger Illegitimität direkter – aktiver Sterbehilfe erblicken das Verwerfliche direkter Sterbehilfe, wie wir in Kapitel 3 sahen, in der auf den Tod gerichteten *Intention* des Tötenden. Ganz entsprechend könnte man offenbar im Bereich der passiven Sterbehilfe auf den folgenden Gedanken kommen: Eine solche Sterbehilfe ist nur dann legitim, wenn die Intention des Arztes bzw. des Betroffenen, der seine weitere Behandlung ablehnt, nicht auf den Tod als solchen, sondern auf die Vermeidung weiterer Behandlungsmaßnahmen gerichtet ist. Sobald die Ablehnung der Behandlung bzw. die Behandlungsunterlassung jedoch den Tod des Betroffenen zum eigentlichen Ziel hat, muß sie als illegitim betrachtet werden.

Eine derartige normative Differenzierung im Bereich der *passiven* Sterbehilfe ist meines Wissens bislang nicht vertreten worden. Eigentlich wäre sie jedoch für die Anhänger der entsprechenden, allgemein üblichen Differenzierung im Bereich der *aktiven* Sterbehilfe nur konsequent. In beiden Fällen würde nämlich die Herbeiführung des Todes dann als illegitim betrachtet, wenn sie das verfolgte Ziel (des Handelns bzw. Unterlassens) ist; als legitim aber würde sie nur dann gelten, wenn der Tod als Nebenwirkung eines als

solchen *fraglos* legitimen Zieles (nämlich des Zieles der Vermeidung von Schmerzen bzw. der Vermeidung weiterer Therapie) lediglich in Kauf genommen wird.
Besonders offenkundig wird diese enge Parallele zwischen gezieltem Tun und gezieltem Unterlassen dann, wenn eine passive Sterbehilfe durch Behandlungs*abbruch* zur Debatte steht. Angenommen, ein Arzt hat zwei Patienten, die unter vergleichbaren Bedingungen schweren, unheilbaren Leidens beide die Herbeiführung ihres Todes wünschen. Der Arzt identifiziert sich in beiden Fällen mit diesem Ziel und kommt den Wünschen der beiden Patienten nach: Im Fall 1 injiziert er zu diesem Zweck eine Überdosis Morphium; im Fall 2 bricht er zu diesem Zweck eine gerade in Gang befindliche, lebenserhaltende Infusion ab. Man muß schon ein hohes Maß an Autoritätsgläubigkeit gegenüber theologischem und juristischem Begriffsdenken entwickelt haben, um diese beiden Fälle normativ jedenfalls nicht *identisch* – sei es beide Male im billigenden, sei es beide Male im ablehnenden Sinn – zu beurteilen. Bei einer unterschiedlichen Beurteilung der beiden Fälle könnte ja der Arzt den Patienten 1 nur auf die eventuelle Möglichkeit verweisen, daß auch bei ihm in Zukunft eine lebensverlängernde Behandlung in Betracht kommt, die zur Erfüllung seines Sterbewunsches dann unterlassen bzw. wieder abgebrochen werden könne. Welcher sterbewillige Patient wird eine solche Beurteilung der Dinge nachvollziehen können?
Wer im Bereich der passiven Sterbehilfe im Einklang mit der allgemeinen Meinung die normative Differenzierung zwischen einer gezielten und einer bloß in Kauf genommenen Herbeiführung des Todes ablehnt, hat nach alledem einen – zusätzlich zu den in Kapitel 3 angeführten Argumenten – guten Grund, dieselbe normative Differenzierung auch im Bereich der aktiven Sterbehilfe abzulehnen.

6. Sterbehilfe ohne ausdrückliche Ermächtigung?

In den vorangehenden Kapiteln ist deutlich geworden, daß eine Sterbehilfe prinzipiell nur dann als legitim betrachtet werden kann, wenn sie im Einklang mit dem Willen des Betroffenen steht: Wer Sterbehilfe leistet, muß sich auf den Willen des Betroffenen selbst stützen können. Er muß, mit anderen Worten ausgedrückt, die *Ermächtigung* des Betroffenen zur Sterbehilfe besitzen. Und zwar sollte diese Ermächtigung, wie ich im einzelnen argumentiert habe, bei der aktiven Sterbehilfe in dem (auf bestimmte Art zustande gekommenen) *Wunsch* des Patienten nach der Tötungshandlung, bei der passiven Sterbehilfe in der *Verweigerung der Einwilligung* des Patienten in eine lebenserhaltende Behandlung erblickt werden. (Vgl. oben Kapitel 3 bzw. Kapitel 5.)

Diese Ermächtigung zur Sterbehilfe liegt natürlich immer dann vor, wenn sie von dem Betroffenen *ausdrücklich* erteilt worden ist. Ja, eine Sterbehilfe aufgrund ausdrücklicher Ermächtigung stellt sozusagen den Idealfall legitimer Sterbehilfe dar. Trotzdem wird man nicht sagen können, daß *nur* eine ausdrückliche Ermächtigung die Sterbehilfe legitimieren kann. Denn es läßt sich nicht leugnen, daß es Fälle geben kann, in denen der Betroffene zu einer ausdrücklichen Willensbekundung nicht bzw. nicht mehr in der Lage ist, in denen sein baldiges Sterben aber gleichwohl in seinem offenkundigen Interesse liegt. In solchen Fällen, deren charakteristische Eigenschaften wir noch näher kennenlernen werden, wäre es sicher ganz inhuman, dem Betroffenen von vornherein jede Sterbehilfe zu verweigern.

Im vorliegenden Kapitel geht es um die Frage, unter genau welchen Bedingungen eine Sterbehilfe *ohne* ausdrückliche Ermächtigung zulässig sein soll. Diese Frage stellt sich sowohl für die (direkte oder indirekte) aktive Sterbehilfe als auch für die passive Sterbehilfe. Da die passive, nicht aber die aktive Sterbehilfe, wie wir sahen, eng mit dem normativen Prinzip der Behandlungshoheit verknüpft ist, ist nicht zu erwarten, daß die erforderlichen Bedingungen für beide Formen von Sterbehilfe in allen Punkten identisch sein werden. Ich beginne mit der betreffenden Erörterung in bezug auf die passive Sterbehilfe, bei der die Bedingungen im Ergebnis weniger streng als bei der aktiven Sterbehilfe ausfallen werden.

Wir haben in Kapitel 5 im einzelnen gesehen, daß die passive Sterbehilfe als Anwendungsfall des Prinzips der Behandlungshoheit des Patienten verstanden werden muß: Eine lebensrettende oder lebensverlängernde Behandlungsmaßnahme ist prinzipiell nur dann legitim, wenn sie von einer wirksamen Einwilligung des Betroffenen getragen ist. Wie ist nun zu verfahren, wenn der Betroffene zu dem entscheidenden Zeitpunkt, also unmittelbar vor Beginn der fraglichen Behandlung, aus irgendwelchen Gründen zu einer ausdrücklichen, wirksamen Einwilligung nicht in der Lage ist?

Für derartige Fälle hat die juristische Wissenschaft und Praxis die Rechtsfigur der *mutmaßlichen* (zu vermutenden) Einwilligung entwickelt, die an die Stelle der ausdrücklichen Einwilligung treten kann.[52] Eine solche mutmaßliche Einwilligung des Patienten in eine Behandlungsmaßnahme setzt voraus, daß der Patient, sofern dazu in der Lage, eine *ausdrückliche* Einwilligung abgeben *würde*. Hierbei ist zu bedenken, daß auch eine mutmaßliche Einwilligung in einen Eingriff in die eigene Rechtssphäre – nicht anders als eine ausdrückliche Einwilligung – ihre legitimierende Funktion nur dann erfüllen kann, wenn sie

52 Erhellend zum Folgenden auch Bernat 1995. Übersehen wird diese Form der Einwilligung häufig von Philosophen, so etwa von Foot 1992.

wirksam ist. Und zwar ist die Wirksamkeit einer Einwilligung, wie wir in Kapitel 2 gesehen haben, generell darin zu erblicken, daß diese Einwilligung im Zustand der Urteilsfähigkeit und der Kenntnis von Bedeutung und Tragweite des betreffenden Eingriffs zustande gekommen ist.
Genau dies gilt auch dann, wenn es sich bei dem Eingriff um die Behandlungsmaßnahme gegenüber einem kranken oder leidenden Menschen handelt. Danach ist eine solche Behandlungsmaßnahme dann durch die mutmaßliche Einwilligung des Betroffenen legitimiert, wenn der Betroffene in diese Behandlungsmaßnahme im Zustand der Urteilsfähigkeit und der Kenntnis ihrer Bedeutung und Tragweite ausdrücklich einwilligen würde. (Wenn ich im folgenden den Begriff der »mutmaßlichen Einwilligung« verwende, ist stets eine mutmaßliche Einwilligung gemeint, die in diesem Sinn *wirksam* ist.)
Man darf nicht den Fehler machen, die Bedeutung der mutmaßlichen Einwilligung in der Praxis des medizinischen Alltags zu überschätzen. Eine ausdrückliche Einwilligung ist sicher auch immer dann gegeben, wenn nicht jede Einzelmaßnahme im Rahmen eines umfassenden Behandlungskonzepts, dem der Patient zu Beginn zugestimmt hat, im gegebenen Moment erneut von ihm gebilligt wird. Die erforderlichen Einzelmaßnahmen werden hier von der einmaligen, ausdrücklichen Einwilligung zu Behandlungsbeginn miterfaßt und abgedeckt (vgl. schon oben S. 62).
Trotzdem ist die mutmaßliche Einwilligung in der Praxis keineswegs bedeutungslos. Betrachten wir näher das schon kurz erwähnte Beispiel eines bewußtlosen Unfallopfers. Angenommen, der gesunde, vierzigjährige A hat einen Verkehrsunfall, bei dem er bewußtlos wird. Ohne eine sofortige ärztliche Behandlung wird A sterben. Eine ärztliche Behandlung wird dagegen mit hoher Wahrscheinlichkeit innerhalb weniger Tage seine völlige Genesung zur Folge haben. Wohl niemand würde in diesem Fall daran zweifeln,

daß die Behandlung – trotz des Fehlens jeder *ausdrücklichen* Einwilligung des Betroffenen – durchgeführt werden darf. Ihre Legitimation besteht ganz einfach darin, daß man hier von einer *mutmaßlichen* Einwilligung des Betroffenen ausgehen darf.

Worin besteht nun, genauer betrachtet, die mutmaßliche Einwilligung des A? Sie besteht in der Tatsache, daß A, wenn er unter Wirksamkeitsbedingungen eine ausdrückliche Einwilligung abgeben *könnte*, dies sicherlich auch täte. Dabei ist zu betonen, daß für die mutmaßliche – nicht anders als für die ausdrückliche – Einwilligung allein der Zeitpunkt der Behandlung maßgebend ist. Es kommt deshalb keineswegs entscheidend darauf an, ob A zu irgendeinem *späteren* Zeitpunkt – vom Standpunkt seiner zu diesem späteren Zeitpunkt vorliegenden Interessen aus betrachtet – die betreffende Maßnahme *im nachhinein* zu billigen in der Lage sein wird und tatsächlich billigen würde.[53]

Im Zusammenhang der mutmaßlichen Einwilligung ist außerdem der folgende Punkt von größter Wichtigkeit. Das Urteil über die genannte Tatsache muß, um als Feststellung der mutmaßlichen Einwilligung des A gelten zu können, unter allen Umständen deskriptiver und nicht normativer Natur sein. Das bedeutet: Nicht die Bewertung, die der die Situation Beurteilende bzw. den Patienten Behandelnde (B) seinerseits vielleicht vornimmt, zählt, sondern allein die (mutmaßliche) Bewertung des A selbst. Es kommt also nicht darauf an, wie B, falls seinerseits betroffen, in der Situation reagieren würde oder wie B denkt, daß A, wenn er sich äußern könnte, nach seiner (des B) Auffassung reagieren *sollte*. Es kommt allein darauf an, wie A, der tatsächlich Betroffene, reagieren würde. Allein über diese Tatsache

53 Dies verkennt Merkel (1995, 563 ff.), wenn er dafür plädiert, die Berufung auf die mutmaßliche Einwilligung weitgehend durch die Anknüpfung an das spätere Interesse des Betroffenen zu ersetzen.

hat sich B, so gut er eben kann, ein deskriptives Urteil zu bilden.

Aus diesem Grund müssen prinzipiell auch sehr persönliche Präferenzen oder Wertungen des A, die vielleicht kaum jemand mit A teilt, von B bei seinem Urteil berücksichtigt werden. Wenn B etwa bekannt ist, daß A aus religiösen Gründen grundsätzlich jede Form von Bluttransfusion ablehnt, darf er eine solche bei A auch dann nicht vornehmen, wenn A ohne Bluttransfusion sterben wird. Dies gilt unter Bedingungen einer mutmaßlichen grundsätzlich ebenso wie unter Bedingungen einer ausdrücklichen Einwilligung.

Wenn A sich etwa zu einem früheren Zeitpunkt in wirksamer Form *ausdrücklich* gegen eine Bluttransfusion zu seiner Lebensrettung ausgesprochen hat, so muß daraus normalerweise von B geschlossen werden, daß es für eine Bluttransfusion zum gegebenen Zeitpunkt an einer *mutmaßlichen* Einwilligung des A fehlt. Etwas anderes kann nur dann gelten, wenn A inzwischen unter Wirksamkeitsbedingungen zum Ausdruck gebracht hat (etwa im Gespräch mit seiner Familie), daß er seine Ablehnung einer Bluttransfusion revidiert hat. Es wird im folgenden noch deutlich werden, inwieweit dieses Beispiel des A und seine normative Beurteilung für die typische Problematik der passiven Sterbehilfe unmittelbare Relevanz besitzt.

Zunächst aber müssen wir aus dem Beispiel des A noch einige wichtige allgemeine Konsequenzen ableiten. Wir haben gesehen, daß es für die mutmaßliche – genauso wie für die ausdrückliche – Einwilligung des A auf seinen eigenen, ganz persönlichen Willen ankommt. Daraus dürfen wir jedoch nicht schließen, daß es an einer mutmaßlichen Einwilligung des A in eine lebensrettende Behandlung durch B etwa immer dann fehlt, wenn insoweit keinerlei zurückliegende Äußerungen des A bekannt sind. In diesem Fall muß man vielmehr von einer mutmaßlichen Einwilligung des A auch dann ausgehen, wenn *praktisch jedermann* (die überwältigende Mehrheit), sofern in die Situation des A versetzt, für seine Person in die betreffende Behandlungsmaßnahme ausdrücklich einwilligen würde. Denn wenn praktisch jedermann ausdrücklich einwilligen würde und über die persönlichen Präferenzen des A nichts bekannt ist, muß mit hoher Wahrscheinlichkeit davon ausgegangen werden, daß auch A, wenn er dazu in der Lage wäre, ausdrücklich einwilligen würde. Ob aber praktisch jedermann für seine Person einwilligen würde, läßt sich prinzipiell, sofern Zweifel bestehen, durch Befragungen ermitteln.

In genau diesem Gedankengang liegt auch die Legitimation zum Beispiel für eine Bluttransfusion bei A, sofern insoweit über die persönlichen Präferenzen des A nichts bekannt ist. Auch in diesem Fall bleibt also das Prinzip unberührt, wonach für die mutmaßliche Einwilligung des A letztlich die Einstellung des A selbst – und nicht etwa die Einstellung des B oder die Einstellung des Durchschnittsbürgers – den Ausschlag gibt. Die Einstellung des Durchschnittsbürgers gewinnt allein insoweit Bedeutung, als sich aus ihr mangels sonstiger Anhaltspunkte am sichersten auf die Einstellung des A schließen läßt.

Eine Behandlungsmaßnahme erfordert für ihre Legitimität, wie wir sahen, in jedem Fall eine *wirksame* – ausdrückliche oder mutmaßliche – Einwilligung. Es ist nun der Fall denkbar, daß es nicht nur an einer ausdrücklichen *Einwilligung* in eine bestimmte Behandlungsmaßnahme fehlt, sondern daß darüber hinaus sogar eine ausdrückliche *Ablehnung* der Behandlungsmaßnahme durch den Betroffenen vorliegt. Kann in einem solchen Fall trotzdem unter Umständen eine *mutmaßliche Einwilligung* angenommen werden?

Diese Frage ist zu bejahen – wobei die *Wirksamkeit* der Einwilligung hier die entscheidende Rolle spielt. Zwar versteht es sich von selbst, daß bei einer wirksamen, ausdrücklichen Ablehnung einer unmittelbar bevorstehenden Behandlung für eine wirksame, mutmaßliche Einwilligung in diese Behandlung kein Raum bleibt: Wenn bekannt ist, was jemand unter Wirksamkeitsbedingungen ausdrücklich *will*, wird die Frage gegenstandslos, was er unter Wirksamkeitsbedingungen ausdrücklich wollen *würde*. Anders sehen die Dinge aber dann aus, wenn 1. die wirksame, ausdrückliche Ablehnung zeitlich zurückliegt oder wenn 2. die (zurückliegende oder gegenwärtige) ausdrückliche Ablehnung den unverzichtbaren Wirksamkeitsbedingungen nicht genügt.

Um mit der ersten Alternative zu beginnen: Da es für eine wirksame Behandlungseinwilligung selbstverständlich auf den Zeitpunkt der Behandlung selbst bzw. ihres Beginns ankommt, ist eine *zurückliegende* wirksame Ablehnung nicht per se gleichbedeutend mit dem Fehlen einer *gegenwärtigen* wirksamen Einwilligung. Dabei kann eine gegenwärtige wirksame Einwilligung nicht nur in der Weise zustande kommen, daß A zum entscheidenden Zeitpunkt ausdrücklich einwilligt und damit seine frühere Ablehnung aufgibt. Sie kann im Prinzip auch so zustande kommen, daß zum entscheidenden Zeitpunkt von einer mutmaßlichen Einwilligung des A ausgegangen werden darf. Nehmen wir z. B. an, daß A in der Vergangenheit einer Bluttransfusion nur deshalb ablehnend gegenüberstand, weil er bekennender Zeuge Jehovas war; inzwischen ist er jedoch bekennendes Mitglied der katholischen Kirche geworden. Unter diesen Umständen darf man, wenn A sich wegen Bewußtlosigkeit nicht äußern kann, sicher von seiner mutmaßlichen Einwilligung in die Bluttransfusion zum Zweck der Rettung seines Lebens ausgehen.

Natürlich muß man mit einer derartigen Annahme einer mutmaßlichen Einwilligung grundsätzlich sehr vorsichtig und zurückhaltend sein. Wenn A früher eine bestimmte Behandlung ausdrücklich abgelehnt hat, müssen schon sehr starke Gründe dafür sprechen, daß er jetzt in diese Behandlung, sofern urteilsfähig, ausdrücklich einwilligen würde. Eine früher geäußerte, wirksame Ablehnung ist jedenfalls ein sehr starkes Indiz für eine gegenwärtige, mutmaßliche Ablehnung, das nur durch eindeutig stärkere Gegenindizien aus der Zwischenzeit entkräftet werden kann. Von einer mutmaßlichen Behandlungseinwilligung des zuvor urteilsfähigen Patienten wird man in diesem Fall nur dann ausgehen können, wenn eine (ausdrückliche oder mutmaßliche) Einwilligung in die betreffende Behandlung auch schon zum Zeitpunkt *unmittelbar vor* Verlust der Urteilsfähigkeit vorlag bzw. angenommen werden konnte. Denn da es stets auf den *individuellen* Willen ankommt, fehlt für die Unterstellung einer Änderung dieses Willens im Zustand der Urteilsunfähigkeit notwendigerweise jede Basis.

Wir kommen zur zweiten Alternative der obigen Problemstellung: Wie steht es um die Annahme einer mutmaßlichen Einwilligung, sofern die (zurückliegende oder gegenwärtige) ausdrückliche Ablehnung den aufgestellten Wirksamkeitsbedingungen nicht genügt? Eine *zurückliegende* nichtwirksame ausdrückliche Ablehnung kann sicherlich die Annahme einer mutmaßlichen Einwilligung nicht ausschließen und bei der Erwägung des Für und Wider einer solchen auch kein großes Gewicht beanspruchen. Darf eine Behandlung aufgrund einer mutmaßlichen Einwilligung aber vielleicht sogar dann durchgeführt werden, wenn A *gegenwärtig* (also zum relevanten Zeitpunkt) ausdrücklich, wenngleich nicht unter Wirksamkeitsbedingungen, seine Ablehnung ausspricht?

Auch diese Frage ist unter bestimmten Umständen zu bejahen. Betrachten wir folgendes Beispiel. Bei A ist eine Meniskusoperation indiziert, in die er einige Tage vor dem geplanten Termin ausdrücklich einwilligt. Unmittelbar vor Beginn der Operation aber widerruft A aus offensichtlich irrationaler Angst vor der erforderlichen Anästhesie seine Einwilligung und verläßt fluchtartig den Operationssaal. Einige Tage später bereut A diese Entscheidung und vereinbart einen neuen Operationstermin. Doch bei diesem zweiten Termin wiederholt sich der Vorgang des ersten Termins. Wiederum bereut A später seinen Rückzieher und vereinbart nun mit seinem Arzt, daß er bei einem dritten Termin im entscheidenden Moment einfach zur Einleitung einer Vollnarkose gezwungen wird. Unter diesen Umständen wird man durchaus von einer mutmaßlichen Einwilligung – trotz ausdrücklicher Ablehnung zum entscheidenden Zeitpunkt – ausgehen dürfen.

Aber auch dann, wenn es an einer ausdrücklichen Aufforderung des Patienten zur Ignorierung seiner gegenwärtigen irrationalen Ablehnung fehlt, wird man unter Umständen eine mutmaßliche Einwilligung annehmen dürfen. Auch etwa derjenige, der in eine unverzüglich indizierte, lebensrettende Blinddarmoperation zunächst einwilligt, im letzten Moment aber – aus denselben Gründen wie A im vorigen Beispiel – die Operation ablehnt, darf – in diesem Fall wegen der Lebensgefahr auch ohne einen weiteren Anlauf – zur Operation gezwungen werden. Die mutmaßliche Einwilligung (»Was würde A unter Wirksamkeitsbedingungen ausdrücklich wollen?«) kann also unter Umständen sogar die Durchkreuzung des ausdrücklichen (nichtwirksamen) Willens umfassen. Natürlich wird man auch hier für die tatsächliche Annahme einer mutmaßlichen Einwilligung im konkreten Fall sehr strenge Maßstäbe anlegen müssen.

Wir wollen diese allgemeinen Erkenntnisse über die mutmaßliche Einwilligung in eine ärztliche Behandlung nun auf die spezielle Konstellation der passiven Sterbehilfe übertragen. Wir sahen schon: Wie jede andere Behandlung kann auch eine lebensrettende Behandlung bei Fehlen einer ausdrücklichen, wirksamen Einwilligung nur durch eine mutmaßliche Einwilligung legitimiert werden. Und zwar müssen bei Beantwortung der Frage, ob eine mutmaßliche Einwilligung des betroffenen A vorliegt, die persönlichen Wertungen und Präferenzen des A, also der mutmaßliche Wille des A selbst, zugrunde gelegt werden.

Der mutmaßliche Wille des A zum fraglichen Zeitpunkt, zu dem A zur Abgabe einer ausdrücklichen, wirksamen Einwilligung unfähig ist, läßt sich am sichersten aus früheren Willenserklärungen des A schließen. In diesem Zusammenhang sind vergangene Äußerungen des A – insbesondere Äußerungen gegenüber ihm nahestehenden Personen – ohne Zweifel von großer Bedeutung. Außerordentlich wichtig aber ist in diesem Zusammenhang in den letzten Jahren die sogenannte *Patientenverfügung* (manchmal etwas irreführend auch als »Patiententestament« bezeichnet) geworden, die der Betroffene in schriftlicher Form niedergelegt hat.[54] In einer derartigen Patientenverfügung kann A grundsätzlich bestimmen, daß er gewisse oder auch sämtliche Behandlungsmaßnahmen unter bestimmten Bedingungen für sich ablehnt.

Zwar kann in einer Patientenverfügung wegen des zeitlichen Abstandes zwischen ihrer Fixierung und der fraglichen Behandlungsmaßnahme keine – zum relevanten Zeitpunkt vorliegende – *ausdrückliche* Behandlungsablehnung erblickt werden. Trotzdem wird man in der Regel aus einer zurückliegenden ausdrücklichen, wirksamen Ablehnung auf eine gegenwärtige mutmaßliche Ablehnung schließen müssen. Etwas anderes kann nur dann gelten, wenn konkrete Anhaltspunkte für eine zwischenzeitliche Willensänderung des Betroffenen vorliegen.

An diesem Punkt ist auf eine in unserer Ärzteschaft verbreitete Tendenz einzugehen, Patientenverfügungen nicht hinreichend ernst zu nehmen und dementsprechend zu be-

54 Siehe im einzelnen Uhlenbruck 1996.

rücksichtigen. Das immer wieder vorgebrachte Standardargument in diesem Zusammenhang lautet[55]: Wenn A eine Patientenverfügung abgibt, ist er gewöhnlich noch gesund. Wenn er sich später jedoch tatsächlich in einem kritischen Zustand befindet und seine Behandlung zur Debatte steht, würde er, sofern er sich jetzt äußern könnte, die Dinge völlig anders sehen: Sein Lebenswille würde sich als ungebrochen erweisen, und er würde die betreffende Behandlung durchaus wünschen.

Zu diesem Argument ist folgendes zu sagen. A kann selbstverständlich *jederzeit* seine schriftliche Patientenverfügung dadurch aufheben, daß er – sei es in schriftlicher oder auch in mündlicher Form – ausdrücklich diese Verfügung entweder widerruft oder einfach in die betreffende Behandlung einwilligt. Und zwar ist diese theoretische Möglichkeit auch bei Einwilligungsunfähigkeit zum Zeitpunkt der fraglichen Behandlung durchaus von erheblicher praktischer Relevanz. Denn bei nicht wenigen Patienten werden sich die lebensbedrohliche Situation und die mit ihr verbundene Unfähigkeit zu einer ausdrücklichen Einwilligung nicht aus heiterem Himmel einstellen, sondern das Resultat eines längeren, sich allmählich verschlimmernden Krankheitsprozesses sein. In all diesen Fällen hat also der bereits kranke oder auch schwerkranke Patient, der mit dem Schlimmsten rechnen muß, durchaus die Möglichkeit, einem eventuell ungebrochenen Lebenswillen in einer Weise Ausdruck zu geben, die seine zurückliegende Patientenverfügung aufhebt. Ob A von dieser Möglichkeit aber tatsächlich Gebrauch machen möchte: genau dies hätte ein verantwortungsvoller Arzt, der die Patientenverfügung des A kennt, rechtzeitig im einzelnen zu überprüfen – anstatt sich über die vorliegende schriftliche Willenserklärung des A selbstherrlich hinwegzusetzen.

55 Siehe etwa Hoppe 1995, 22.

Natürlich wird es auch Fälle geben, in denen diese Möglichkeit auf seiten des Patienten vor Einsetzen seines kritischen Zustandes gar nicht vorhanden ist. Und natürlich läßt sich auch nicht völlig ausschließen, daß ein – selbst nur Wochen oder Tage vor dem entscheidenden Zeitpunkt geäußerter – ausdrücklicher Wille mit dem mutmaßlichen Willen zu dem entscheidenden, späteren Zeitpunkt nicht deckungsgleich ist. Man muß in diesem Zusammenhang jedoch folgendes bedenken.

Zum ersten: Die Annahme eines von einem früher ausdrücklich geäußerten wirksamen Willen abweichenden mutmaßlichen Willens des A setzt voraus, daß es für diese Annahme eindeutige Indizien aus der Zwischenzeit gibt, als A noch urteilsfähig war. Kein Arzt darf diese Indizien einfach durch seine persönliche Wertentscheidung ersetzen. Ein sogenannter »Lebenswille« im Zustand der Urteilsunfähigkeit, zu dem der tatsächliche Wille des *urteilsfähigen* A bis zuletzt in Widerspruch stand, ist, wenn nicht eine bloße Fiktion, so jedenfalls gemäß den Kriterien für eine wirksame Einwilligung ohne normative Relevanz. Ein derartiger »Lebenswille« kann jedenfalls dann nicht die Basis für eine mutmaßliche Einwilligung des A bilden, wenn A selber zuvor unter Wirksamkeitsbedingungen die entsprechende Behandlung ausdrücklich abgelehnt hat und wenn auch zu keinem späteren Zeitpunkt für einen unter Wirksamkeitsbedingungen im Widerspruch hierzu entstandenen Behandlungswunsch des A deutliche Indizien vorhanden sind.[56] Diese Konsequenz ist insbesondere für ärztliche Maßnahmen gegenüber sogenannten »Alzheimer-Patienten« im Spätstadium ihrer Krankheit von großer Bedeutung.[57]

56 Im Ergebnis ebenso Dworkin (1994, 308 ff.), allerdings mit unnötig komplizierter Begründung. Merkel (1995, 566) dagegen stellt schlicht fest, dieses Ergebnis erscheine ihm »moralisch inakzeptabel«.

57 Für eindrucksvolle Beispiele siehe Dworkin 1994, 303 ff.

Natürlich kann es der Willenserklärung einer Patientenverfügung im Einzelfall an Wirksamkeit und damit an Verbindlichkeit fehlen. Wir müssen in diesem Zusammenhang bedenken, daß die Wirksamkeit der Willenserklärung voraussetzt, daß A sich bei ihrer Abgabe nicht nur in einem urteilsfähigen, sondern auch in einem aufgeklärten Zustand befindet: A muß über den weiteren Verlauf seiner Krankheit und seines Befindens im wesentlichen zutreffende Vorstellungen besitzen. Hieran kann es z. B. fehlen, wenn A nicht mit der Möglichkeit vertraut ist, daß selbst jemand, der im vorhinein eine bestimmte Behandlung ablehnt, im nachhinein, sofern wieder bei Bewußtsein, vielleicht froh darüber ist, wenn diese Behandlung gleichwohl gegen seinen Willen durchgeführt worden ist.
Unter Bedingungen dieser Konstellation kann man in der Tat dem oben genannten Standardeinwand gegen die Verbindlichkeit der Patientenverfügung noch am ehesten eine gewisse Plausibilität abgewinnen: Wenn A irrtümlicherweise nicht damit rechnet, daß er die betreffende Behandlung im nachhinein durchaus billigen würde, und wenn außerdem dieses Wissen ihn von seiner Patientenverfügung abgehalten hätte, so ist seine tatsächlich getroffene Verfügung gegen die Behandlung in relevanter Hinsicht unaufgeklärt und deshalb unwirksam.
Die Bedingungen dieser Konstellation sind jedoch alles andere als selbstverständlich und werden lediglich in einigen Fällen erfüllt sein. Insbesondere trifft es sicherlich nicht zu (wie Gegner der Patientenverfügung häufig suggerieren), daß so gut wie jeder Patient tatsächlich im nachhinein die erforderliche Billigung erkennen läßt. Es gibt mit Sicherheit auch solche Patienten, die nachträglich enttäuscht darüber sind, daß ihre Ärzte sie nicht ihrem Wunsch gemäß im Zustand der Bewußtlosigkeit in Ruhe haben sterben lassen.
Dies bringt mich zu dem zweiten ganz zentralen Punkt, der

im Zusammenhang mit einer mutmaßlichen Behandlungseinwilligung ganz unbedingt beachtet werden muß und regelmäßig falsch bewertet wird. Der Punkt betrifft die Frage der Beweislast: Wie ist in solchen Fällen zu verfahren, in denen über die persönliche Einstellung des individuellen Patienten nichts Näheres bekannt ist, durchschnittliche Patienten jedoch, falls befragt, recht unterschiedlich reagieren würden? Hierzu ist folgendes entschieden festzustellen.

Es ist ganz generell der (aktive) Eingriff der Behandlung – und nicht der (passive) Verzicht auf diesen Eingriff –, welcher der legitimierenden Einwilligung des Patienten bedarf. Das bedeutet: Für die Ermächtigung zur Behandlung, nicht aber für die Legitimation der Nichtbehandlung muß es im konkreten Fall ausreichende Belege geben, die eine (ausdrückliche oder mutmaßliche) Zustimmung des Patienten in einem hohen Grad wahrscheinlich machen. Die *Beweislast* liegt demnach auf seiten der Behandlung; *im Zweifelsfall* muß die Behandlung unterbleiben.

Daraus folgt in bezug auf die Patientenverfügung: Auch eine unwirksame Patientenverfügung, in der eine bestimmte Behandlung abgelehnt wird, ist keineswegs automatisch gleichbedeutend mit einer (mutmaßlichen) Einwilligung in diese Behandlung. Eine solche bedarf vielmehr deutlich *positiver* Indizien.

Nun kommt zwar bei der erforderlichen Gewichtung der relevanten Evidenz mangels verwertbarer individueller Anhaltspunkte grundsätzlich auch der Einstellung des Durchschnittsbürgers bzw. Normalpatienten eine gewisse Bedeutung zu. Wenn es wirklich zuträfe, daß so gut wie jeder Patient, der trotz einer zurückliegenden, eine Behandlung ablehnenden Patientenverfügung im Zustand der Bewußtlosigkeit gleichwohl behandelt wird, anschließend diese Behandlung gutheißt und im Wissen darum auch bereits im vorhinein gutheißen würde, so wäre diese Tatsache ohne

Zweifel ein starkes Argument für die Annahme einer mutmaßlichen Einwilligung auch im konkreten Einzelfall. Genau diese Voraussetzung trifft aber – jedenfalls bei unheilbar und schwer leidenden Patienten – durchaus nicht zu: Es gibt zwar solche Patienten, die unter den genannten Umständen die lebensverlängernde Maßnahme nachträglich begrüßen; es gibt aber ebenso Patienten, die sie auch nachträglich noch ablehnen. Davon, daß praktisch jeder Patient im vorhinein, sofern urteilsfähig und über seine spätere Einstellung aufgeklärt, in die Behandlung einwilligen würde, kann also nicht die Rede sein. Deshalb kann auch auf die mutmaßliche Einwilligung des konkreten Patienten A unter diesen Umständen nicht hinreichend sicher geschlossen werden.

Ein Arzt, der in dieser Situation einfach unter Berufung auf den »Lebenswillen« des Patienten dessen vorliegende Patientenverfügung ignoriert und sich ohne weitere Hinweise anmaßt, durch die betreffende Behandlung den »wahren« Interessen des Patienten zu dienen, nimmt zweifellos eine eigenmächtige, illegitime Heilbehandlung vor. Deshalb muß das oben angeführte Standardargument für die Durchführung einer lebensverlängernden Behandlung trotz entgegenstehender Patientenverfügung – jedenfalls in seinem umfassenden, pauschalen Anspruch – eindeutig zurückgewiesen werden.

In welchem Maße die Einstellung, sich bei entscheidungsunfähigen Patienten tatsächlich über ihren mutmaßlichen Willen hinwegzusetzen, unter Ärzten verbreitet ist, mögen die folgenden Zitate belegen. Sie stammen aus einem Aufsatz von Jörg-Dietrich Hoppe, dem einflußreichen Vize-Präsidenten der Bundesärztekammer, der sich seit Jahren mit der Problematik engagiert befaßt und sich immer wieder in schriftlicher und mündlicher Form zu ihr äußert.[58]

58 Für die folgenden Zitate siehe Hoppe 1995, 22.

In der Sichtweise Hoppes ist im Fall »schwerkranker oder gar sterbender Menschen« für jeden Arzt »der Entscheidungsspielraum für die Anwendung einer medizinischen Behandlung von seiner berufsethischen Verpflichtung bestimmt« und kann daher letztlich nicht »vom mutmaßlichen Willen des unmittelbar betroffenen Patienten« definiert werden. »Der mutmaßliche Wille«, so Hoppe, »ist deshalb keineswegs ein verläßlicher Maßstab dafür, ob der Arzt lebensverlängernde Maßnahmen wirklich unterlassen kann«; auch eine vorliegende Patientenverfügung »löst das Problem der Sterbehilfe für den behandelnden Arzt nicht«. Überhaupt sei Hilfe zum Sterben dem Arzt, der »in seiner Berufsausübung dem Leben verpflichtet ist«, nun einmal untersagt.

Diese Sätze lassen nur den Schluß zu, daß ihr Autor nicht bereit ist, das Prinzip der Behandlungshoheit des Patienten in vollem Umfang anzuerkennen. Zumindest bei schwerkranken Patienten, die aktuell nicht entscheidungsfähig sind, soll die Durchführung von Behandlungsmaßnahmen nicht etwa von ihrem individuellen, mutmaßlichen Willen, sondern von der moralischen Beurteilung des Arztes abhängen. Dieser Beurteilung will Hoppe dabei offenbar durchaus einen gewissen Ermessensspielraum einräumen. Denn die von ihm geltend gemachte »berufsethische Verpflichtung« dem Leben gegenüber »bedeutet natürlich nicht, daß ein Arzt das Sterben eines Patienten um jeden Preis mit allen Möglichkeiten der modernen Medizin verlängern muß«. Um *welchen* Preis und mit *welchen* Möglichkeiten der modernen Medizin der Arzt aber in der gegebenen Situation eben doch nach seiner Meinung die Behandlung weiterführen muß, läßt Hoppe völlig offen.

Mit anderen Worten: Die passive Sterbehilfe wird hier im Grunde vollkommen in das Ermessen des jeweiligen Arztes gestellt. An die Stelle des individuellen Patientenwillens tritt die individuelle Eigenwertung des Arztes. Dem Arzt

wird – unter dem Deckmantel einer scheinbar feststehenden Berufsethik – ermöglicht, bei dem Patienten eine Behandlung durchzuführen, die gar nicht von dessen Einwilligung getragen ist. Hierin liegt eine eklatante Verletzung der Autonomie des Individuums. Ebensogut hätte Hoppe die Behauptung aufstellen können, der Arzt dürfe sich unter Umständen auch über eine *ausdrückliche* Ablehnung einer Behandlung seitens des Patienten hinwegsetzen. Eine solche Behauptung hätte allerdings auch dem oberflächlichen Betrachter unmißverständlich gezeigt, was sich nach dieser Sichtweise alles mit der »berufsethischen Verpflichtung« des Arztes vereinbaren läßt.
Daß ein führender deutscher Ärztefunktionär sich mit einer solchen Sichtweise heute noch an die Öffentlichkeit begibt, ist um so erstaunlicher, als die Rechtsprechung unserer Gerichte das Prinzip der Patientenautonomie und die damit verbundene Erforderlichkeit einer (ausdrücklichen oder mutmaßlichen) Einwilligung in eine medizinische Behandlung mehrfach und eindeutig bestätigt hat. So heißt es in einem Urteil des Bundesgerichtshofs aus dem Jahr 1957, niemand dürfe sich »zum Richter in der Frage aufwerfen, unter welchen Umständen ein anderer vernünftigerweise bereit sein sollte, seine körperliche Unversehrtheit zu opfern«. Das Gericht spricht in diesem Zusammenhang von dem »grundsätzlichen freien Selbstbestimmungsrecht des Menschen über seinen Körper« und bezeichnet die nicht von der Einwilligung des Patienten getragene ärztliche Behandlungsmaßnahme, selbst wenn sie »aus medizinisch berechtigten Gründen« erfolgt, als »eigenmächtig und selbstherrlich«. Eine solche Behandlungsmaßnahme ist, so das Gericht, »ein rechtswidriger Eingriff in die Freiheit und Würde der menschlichen Persönlichkeit«.[59]
Daß das Prinzip der Patientenautonomie auch dann nicht

59 *Entscheidungen des Bundesgerichtshofs in Strafsachen*, Band 11, S. 114.

zugunsten einer »eigenmächtigen und selbstherrlichen« Entscheidung des Arztes außer Kraft tritt, wenn der Patient aktuell entscheidungsunfähig ist, hat der Bundesgerichtshof in einem Urteil aus dem Jahr 1994 sehr deutlich gemacht.[60] In diesem Urteil stellt das Gericht für den Fall der Entscheidungsunfähigkeit ganz ausdrücklich auf den *mutmaßlichen* Willen des individuellen Patienten ab und befindet: »Objektive Kriterien, insbesondere die Beurteilung einer Maßnahme als gemeinhin ›vernünftig‹ oder ›normal‹ sowie den Interessen eines verständigen Patienten üblicherweise entsprechend, haben keine eigenständige Bedeutung; sie können lediglich Anhaltspunkte für die Ermittlung des individuellen hypothetischen Willens sein«. Ein Arzt darf sich nach diesem höchstrichterlichen Urteil also gerade nicht, wie es offenbar immer wieder geschieht und wie es von Hoppe ausdrücklich gefordert wird, über den mutmaßlichen Willen des entscheidungsunfähigen Patienten hinwegsetzen. Das fundamentale Prinzip, daß jede ärztliche Behandlungsmaßnahme – gleichgültig, wie sehr sie »medizinisch indiziert« ist und in welchem Stadium einer Krankheit sie durchgeführt wird – einer wirksamen Einwilligung bedarf, ist von unumstößlicher Geltung.

Bedauerlicherweise unterläuft dem Bundesgerichtshof – trotz aller Klarheit seiner Ausführungen in diesem grundsätzlichen Punkt – bei der Anwendung des Prinzips der Patientenautonomie auf die Praxis ein gravierender Fehler. Das Gericht geht nämlich für den Fall des eventuellen Abbruchs einer Behandlungsmaßnahme ohne weiteres so vor, als ob es tatsächlich dieser Abbruch wäre, der einer (mutmaßlichen) Einwilligung des Patienten bedarf. In Wahrheit aber ist es nicht der *Abbruch*, sondern die *Behandlung* –

60 Für die folgenden Darstellungen und Zitate aus diesem Urteil siehe *Entscheidungen des Bundesgerichtshofs in Strafsachen*, Band 40, S. 262 f. Zur Entwicklung der Rechtsprechung in dieser Frage siehe Kuhlmann 1995, 48 ff.

und zwar die Behandlung als solche in ihrer Gesamtheit –, die der Einwilligung bedarf.

Das Gericht begeht hier einen Denkfehler, der zu einer Umkehr der Beweislast führt: Nicht mehr die Einwilligung in die *Behandlung* (also auch in die Fortführung der Behandlung zu jedem gegebenen Zeitpunkt), sondern die Einwilligung in den *Abbruch* (also in die Nichtfortführung) der Behandlung muß in der Sichtweise des Gerichts bewiesen bzw. belegt werden. Das bedeutet: Im Zweifelsfall ist die Behandlung fortzuführen.

Man könnte auf den ersten Blick zwar meinen, diese Sichtweise des Gerichts mit der ihr entsprechenden Verteilung der Beweislast sei doch nur angemessen und realistisch: Wenn für den *Beginn* einer Behandlung eine wirksame Einwilligung vorliege, dann erfasse diese Einwilligung notwendig die *gesamte* Behandlung (die Behandlung in ihrer gesamten Dauer) – es sei denn, diese Einwilligung werde zu einem späteren Zeitpunkt für die Zukunft widerrufen. Es sei also eben doch dieser Widerruf, also die Einwilligung in den *Abbruch* der Behandlung, die des Beweises bedarf.

Diese Argumentation ist jedoch bei näherem Hinsehen nicht geeignet, die Auffassung des Gerichts zu retten. Es trifft zwar zu: *Sofern* eine wirksame Einwilligung in die Gesamtbehandlung vorliegt, braucht diese Einwilligung natürlich nicht vor jedem einzelnen neuen Behandlungsschritt für eben diesen Schritt wiederholt bzw. von neuem erteilt zu werden. Die Frage ist jedoch, ob die zur Debatte stehende Weiterbehandlung bei einem dauerhaft bewußtlosen Patienten – um einen solchen handelte es sich in dem von dem Urteil des Gerichts betroffenen Fall – tatsächlich als Teil einer von der ursprünglichen Einwilligung getragenen Gesamtbehandlung betrachtet werden kann. Dies aber hängt von den Umständen des konkreten Falles ab.

Falls es an einer *ausdrücklichen* Einwilligung in die Gesamtbehandlung fehlt, muß die entscheidende Frage wie folgt präzisiert werden: Ist tatsächlich eine *mutmaßliche* Einwilligung, welche *diese* Form der Weiterbehandlung unter *diesen* Lebensumständen als Teil einer Gesamtbehandlung umfaßt, anzunehmen? Diese Frage aber könnte aus zwei Gründen eine negative Antwort verdienen: Zum einen könnte schon die *vor* dem fraglichen Zeitpunkt (der Weiterbehandlung) liegende Behandlung *nicht* von einer mutmaßlichen Einwilligung gedeckt sein; und zum anderen könnten zum fraglichen Zeitpunkt auftretende Veränderungen in der Form der Behandlung oder in den Lebensumständen des Patienten es ausschließen, die Weiterbehandlung einfach als selbstverständliche Fortsetzung der vorhergehenden, von einer mutmaßlichen Einwilligung getragenen Behandlung und damit als integralen Bestandteil einer bereits legitimierten Gesamtbehandlung zu betrachten. In beiden Fällen liegt eine (mutmaßliche) Einwilligung des Patienten in die betreffende Weiterbehandlung nicht vor. Das bedeutet: Die Weiterbehandlung ist rechtlich unzulässig; die Behandlung muß abgebrochen werden.

An der folgenden – bei konsequentem Denken eigentlich recht trivialen – Einsicht geht kein Weg vorbei. Wer behauptet, daß eine bestimmte Behandlung bzw. Behandlungsmaßnahme von einer Einwilligung des Patienten erfaßt und somit legitim ist, trägt für diese Behauptung in jedem Falle die Beweislast. Daraus folgt: Sofern keine ausdrückliche Einwilligung vorliegt, muß der Betreffende jedenfalls dartun können, daß der individuelle Patient die Behandlung bzw. Maßnahme, sofern er entscheidungsfähig *wäre*, mit hoher Wahrscheinlichkeit billigen *würde*. Und zwar müssen die Belege für eine solche mutmaßliche Einwilligung des Patienten, der aktuell nicht urteils- und entscheidungsfähig ist, notgedrungen aus einer Zeit stammen, in der der Patient noch urteils- und entscheidungsfähig war. (Vgl. zu dieser Feststellung meine eingehenden Ausführungen, S. 79 ff.)

Die vom Bundesgerichtshof in seinem Urteil vorgenommene Umkehr der Beweislast läßt sich auch in solchen Fällen nicht begründen, in denen de facto keinerlei Anhaltspunkte für eine ganz persönliche Einstellung des individuellen Patienten vorliegen. In solchen Fällen muß sich vielmehr zeigen lassen, daß praktisch jeder Patient unter den betreffenden Bedingungen die Behandlung billigt bzw. billigen würde. Für den vom Gericht für solche Fälle generell aufgestellten Grundsatz, »im Zweifel« habe »der Schutz menschlichen Lebens Vorrang«, besteht daher kein Grund. Sofern nicht zweifellos feststeht, daß jedenfalls der Normalpatient in der betreffenden Situation die in Frage stehende Behandlung billigen würde, ist diese Behandlung illegitim. Dies muß natürlich erst recht dann gelten, wenn etwa bei einer repräsentativen Befragung eine Mehrheit von Personen im urteilsfähigen Zustand eine solche Behandlung ausdrücklich ablehnt. Denn von einer hohen Wahrscheinlichkeit, daß der individuelle Patient A, dessen persönliche Einstellung in der Frage sich nicht ermitteln läßt, unter diesen Voraussetzungen die Behandlung billigen würde, kann ja nicht die Rede sein.

Nicht »Im Zweifel für den Schutz des Lebens«, sondern »Im Zweifel gegen eine (lebensverlängernde) Behandlung« muß die *oberste* Devise lauten. Man ist leicht versucht, diese Priorität zu übersehen und sich der Suggestivwirkung des »Im Zweifel für den Schutz des Lebens« zu überlassen, weil die beiden Beweislastregeln im *Normalfall* ärztlichen Handelns bei entscheidungsunfähigen Patienten zu absolut identischen Ergebnissen führen: Natürlich steht etwa bei dem durchschnittlichen bewußtlosen Unfallopfer die mutmaßliche Einwilligung des Patienten außer Frage. Diese Koinzidenz der beiden Regeln ist jedoch keineswegs in jedem Fall gegeben. So ist es insbesondere im Fall von schwer und unheilbar leidenden Patienten am Lebensende alles andere als selbstverständlich, daß die beiden Regeln zu identischen Ergebnissen führen. Hier kann deshalb die Ersetzung der aus dem Prinzip der Patientenautonomie ableitbaren Regel »Im Zweifel gegen eine Behandlung« durch die Regel »Im Zweifel für den Schutz des Lebens« in der Praxis leicht zu Ergebnissen führen, die bei konsequentem Denken als illegitime, eigenmächtige Heilbehandlungen bezeichnet werden müssen.

Noch in einem weiteren Punkt ist das Urteil des Bundesgerichtshofs kritikwürdig. Das Gericht macht nämlich eine terminologische Unterscheidung zwischen einer »Sterbehilfe im eigentlichen Sinn« und einer »Sterbehilfe im weiteren Sinne«. Bei der letzteren Form von Sterbehilfe, die das Gericht wesentlich dadurch charakterisiert sieht, daß der »Sterbevorgang noch nicht eingesetzt« hat, seien »an die Annahme des *mutmaßlichen* Willens erhöhte Anforderungen insbesondere im Vergleich zur Sterbehilfe im eigentlichen Sinne zu stellen«.

Auch dieser Beweisregel ist – zumindest in dieser undifferenzierten Form – zu widersprechen. Denn es mag zwar generell der Fall sein, daß der Normalpatient zu einer lebensverlängernden oder lebensrettenden Behandlung eher dann seine Einwilligung erteilt, wenn er noch Wochen oder Monate, als wenn er nur noch Stunden oder Tage zu leben hat. Unter bestimmten Bedingungen kann dies aber auch genau umgekehrt sein – nämlich etwa dann, wenn der Patient schwer leidet und deshalb gerade einen möglichst schnellen Tod herbeiwünscht. Wenn das Gericht selbst für diese Fälle warnen zu müssen glaubt, der Gefahr, »daß Arzt, Angehörige oder Betreuer unabhängig vom Willen des entscheidungsunfähigen Kranken, nach eigenen Maßstäben und Vorstellungen das von ihnen als sinnlos, lebensunwert oder unnütz angesehene Dasein des Patienten beenden«, sei entgegenzuwirken, so ist hier wohl eher die Warnung angebracht, der Gefahr, daß Arzt, Angehörige oder Betreuer unabhängig vom Willen des entscheidungsunfähigen Kranken, nach eigenen Maßstäben und Vorstellungen das von ihnen als *sinnvoll*, *lebenswert* oder *nützlich* angesehene Dasein des Patienten *verlängern*, sei entgegenzuwirken.

Soweit zu den Zulässigkeitsvoraussetzungen einer passiven Sterbehilfe ohne ausdrückliche Ermächtigung. Kommt außer einer passiven auch eine aktive Sterbehilfe ohne ausdrückliche Ermächtigung in Betracht?

Manche Leser werden meinen, daß die aktive Herbeiführung des Todes selbst bei einem schwer und unheilbar Leidenden auf dessen mutmaßlichen Wunsch hin unter keinen Umständen zulässig sei. Eine solche Einstellung kann auf zwei unterschiedlichen Erwägungen basieren.

Erstens kann jemand auch eine aktive Sterbehilfe, die von einem *ausdrücklichen* Wunsch des Betroffenen begleitet ist, ablehnen. Dann hat er natürlich von seinem Standpunkt aus einen guten Grund, eine nur von einem *mutmaßlichen* Wunsch des Betroffenen begleitete aktive Sterbehilfe erst recht abzulehnen. Mit dieser Sichtweise brauchen wir uns jedoch an dieser Stelle nicht mehr auseinanderzusetzen, da ich sie bereits in den Kapiteln 1-3 ausführlich erörtert und zurückgewiesen habe.

Auseinandersetzen müssen wir uns hier jedoch mit einer zweiten Form der Ablehnung aktiver Sterbehilfe auf mutmaßlichen Wunsch, die mit der gleichzeitigen Billigung aktiver Sterbehilfe auf ausdrücklichen Wunsch einhergeht. Eine solche Position könnte sich insbesondere auf die Behauptung stützen, die Rechtsfigur einer mutmaßlichen Einwilligung bzw. eines mutmaßlichen Wunsches sei unter keinen Umständen geeignet, um menschliches Leben vor einem Zugriff, der nicht im Interesse des Betroffenen selbst liegt, wirksam zu schützen.

Eine derart pauschale Ablehnung jeder aktiven Sterbehilfe auf mutmaßlichen Wunsch hält jedoch den folgenden Erwägungen nicht stand. Zunächst einmal ist zu bedenken, daß die Rechtsfigur der mutmaßlichen Einwilligung generell im Umgang mit Eingriffen in die individuelle Rechtssphäre unverzichtbar ist. Wir sahen schon, daß beispielsweise die lebensrettende Operation des bewußtlosen Unfallopfers nur auf diese Weise zu rechtfertigen ist. Nun handelt es sich bei diesem Eingriff in die körperliche Integrität zwar um einen Eingriff, der dem Schutz eines höherwertigen Rechtsgutes, nämlich des Lebens, dient. Doch auch einen entsprechenden Eingriff zur Wiederherstellung der Gesundheit oder zur Rettung eines Körpergliedes wird niemand grundsätzlich verbieten wollen. Natürlich steht es im Einklang mit dem wohlverstandenen Interesse bzw. dem mutmaßlichen Willen eines normalen Patienten, daß er als bewußtloses Unfallopfer sofort operiert wird, wenn nur so sein Arm gerettet werden kann. Und natürlich darf – um ein weiteres Beispiel für eine mutmaßliche Einwilligung zu bilden – jemand in ein verlassenes Haus einbrechen, um dort einen schwelenden Brand, der die ganze Einrichtung zu zerstören droht, zu löschen.

Es wäre somit ganz ungereimt, allein im Fall des Lebens jeden Eingriff in die Sphäre eines anderen, der zwar nicht mit seinem ausdrücklichen, wohl aber mit seinem mutmaßlichen Wunsch im Einklang steht, kategorisch zu verbieten. Dies könnte, um es noch einmal zu sagen, nur dann als in sich konsequent betrachtet werden, wenn man tatsächlich jede – also auch die auf einen ausdrücklichen Wunsch zurückgehende – aktive Sterbehilfe unvertretbar fände. Wenn man diese Position jedoch *nicht* einnimmt, dann ist nicht einzusehen, warum Eingriffe in die Rechtssphäre eines anderen, die generell durch den mutmaßlichen Willen des Betroffenen als in seinem Interesse liegend legitimiert werden, ausgerechnet im Fall von Sterbehilfe unzulässig sein sollen.

Nehmen wir an, A ist unheilbar und in einem fortgeschrittenen Stadium an Krebs erkrankt. Er hat permanente, starke Schmerzen, die mit Medikamenten nur unzureichend gelindert werden können. Da es sich bei seiner Krankheit um einen Hirntumor handelt, ist er zu einer ausdrücklichen, wirksamen Willensbekundung unfähig. Er hat aber, als er schon erkrankt, aber noch urteilsfähig war, in einer schriftlichen Patientenverfügung für den voraussehbaren Fall seines jetzigen Zustandes ausdrücklich den Wunsch nach direkter aktiver Sterbehilfe niedergelegt. Wie ist dieser Fall zu beurteilen?

Wir sahen schon im entsprechenden Fall einer passiven Sterbehilfe, daß hier zum relevanten Zeitpunkt (der Herbeiführung des Todes) vom Vorliegen einer *ausdrücklichen* Willensbekundung nicht ausgegangen werden kann. Andererseits bestehen unter normalen Bedingungen keine Zweifel, daß hier ein *mutmaßlicher* Wunsch nach Sterbehilfe vorliegt. (Vgl. zu diesen beiden Punkten näher oben S. 79ff.) Es gibt keinen Grund, warum diesem mutmaßlichen Wunsch – ebenso wie einem ausdrücklichen und aktuellen Wunsch nach aktiver Sterbehilfe – nicht von seiten des mit der Situation des A vertrauten Arztes sollte entsprochen werden dürfen.

Aber auch unter der Voraussetzung, daß kein früherer, situationsspezifischer Wunsch nach aktiver Sterbehilfe vorliegt, wird man unter Umständen von einem mutmaßlichen, eine aktive Sterbehilfe legitimierenden Wunsch ausgehen können. Dies dürfte etwa dann der Fall sein, wenn keinerlei Zweifel bestehen, daß 1. A in jeder, insbesondere in weltanschaulich-ethischer Hinsicht einer aktiven Sterbehilfe prinzipiell positiv gegenübersteht und daß 2. in A's aktuellem, anhaltendem Zustand der Urteilsunfähigkeit seine bis zu seinem natürlichen Ende nicht zu beseitigenden Schmerzen von unerträglicher Intensität sind. Die erste dieser beiden Bedingungen dürfte beispielsweise bei Barbara Bush, der Gattin des ehemaligen US-Präsidenten erfüllt sein. Barbara Bush erklärte: »Ich hatte einen geliebten Hund einschläfern lassen, weil ich nicht wollte, daß das kranke Tier weiter litt. Ich hoffe, daß mir dasselbe gewährt wird«[61].

Kann der mutmaßliche Wunsch des A nach aktiver Sterbehilfe aber auch ohne jede Kenntnis der persönlichen Einstellung des A – ähnlich wie im Fall der passiven Sterbehilfe – aufgrund der bloßen Tatsache angenommen werden, daß in der betreffenden Situation praktisch jeder aktive Sterbehilfe wünschen würde? Prinzipiell gewiß; denn entsprechend wird ja, wie wir sahen, etwa auch im Fall der Operation des entscheidungsunfähigen Unfallopfers verfahren. Zu bedenken ist jedoch: Die genannte Bedingung ist in unserer derzeitigen Gesellschaft sicher nicht erfüllt. Es gibt bei uns zumindest eine beträchtliche Minderheit von Menschen (insbesondere aus christlich-kirchlich orientierten Kreisen), die jeder aktiven Sterbehilfe aus Prinzip ablehnend gegenüberstehen. Es wäre aber mit dem individuellen Recht auf Leben und mit der hier vertretenen Sichtweise völlig unvereinbar, ein nennenswertes Risiko einzugehen, daß einem Menschen – gleichgültig unter welchen Umständen – aktive Sterbehilfe gegen seinen eigentlichen Willen aufgenötigt wird.

An diesem Punkt wird ein äußerst wichtiger Unterschied zwischen der Zulässigkeit von aktiver und passiver Sterbehilfe deutlich, der besonders in bezug auf den *mutmaßlichen* Willen des Betroffenen praktische Bedeutung gewinnt: Die Beweislast für die Zulässigkeit einer Sterbehilfe muß für ihre beiden Formen in genau entgegengesetzter Weise gewichtet werden. Während im Fall der passiven Sterbehilfe, wie wir oben sahen, prinzipiell der (mutmaßliche) Wille zur Behandlung, also zur *Bewahrung* des Lebens bewiesen werden muß, muß im Fall der aktiven Sterbehilfe prinzipiell der (mutmaßliche) Wille zur *Preis-*

61 Siehe *Der Spiegel* 1990, Nr. 44, S. 330.

gabe des Lebens bewiesen werden. Daraus folgt: Während passive Sterbehilfe im Zweifelsfall zulässig ist, ist aktive Sterbehilfe im Zweifelsfall unzulässig. Nur dann, wenn mit an Sicherheit grenzender Wahrscheinlichkeit der mutmaßliche Wunsch des entscheidungsunfähigen A nach aktiver Sterbehilfe unterstellt werden kann, ist diese als legitim zu betrachten. Der Grundsatz »Im Zweifel für das Leben«, den wir für die passive Sterbehilfe ablehnen oder zumindest stark relativieren mußten, gilt für die aktive Sterbehilfe uneingeschränkt. Denn er erweist sich in diesem Fall als unmittelbare Konsequenz des generell geltenden Prinzips »Im Zweifel *gegen* den ärztlichen Eingriff (hier: des Tötens)«. Jeder ärztliche Eingriff, welcher Art auch immer, ist für seine Legitimität jedenfalls an die folgende, absolut unverzichtbare Voraussetzung gebunden: Er muß im Einklang stehen mit dem, was der Patient – unter Bedingungen rationaler Willensbildung – selbst will. Er darf deshalb in der Praxis nur dann vorgenommen werden, wenn dieser Einklang mit dem Patientenwillen so gut wie sicher feststeht.

Deshalb ist bei der Feststellung eines mutmaßlichen Wunsches nach aktiver Sterbehilfe in der Tat die größte Vorsicht geboten. Daß dies jedoch nicht bedeutet, daß eine solche Feststellung unter keinen Umständen möglich und eine legitime aktive Sterbehilfe aufgrund eines mutmaßlichen Wunsches deshalb in der Praxis auszuschließen ist, haben wir bereits anhand der beiden obigen Beispiele gesehen. Es handelte sich dabei um Fälle, in denen der betroffene A in der Vergangenheit, als er noch die Urteilsfähigkeit besaß, die Vornahme aktiver Sterbehilfe unter den gegebenen Bedingungen eindeutig befürwortet hat.

Einschlägige Beispiele kann es aber darüber hinaus auch unter der Voraussetzung geben, daß A vor dem fraglichen Zeitpunkt nie die Urteilsfähigkeit und insofern die Möglichkeit besaß, in wirksamer Form eine aktive Sterbehilfe zu befürworten. Angenommen, A war sein ganzes Leben schwer und unheilbar geisteskrank. Jetzt ist er außerdem unheilbar an einer Form von Krebs erkrankt, die ihm bis zu seinem natürlichen Ende unerträgliche Schmerzen bereitet, die durch keine positiven, ihm noch möglichen Erfahrungen annähernd kompensiert werden. Muß man in diesem Fall nicht, da A mit Sicherheit einer aktiven Sterbehilfe niemals ablehnend gegenüberstand, mit Rücksicht auf seinen Leidenszustand von seinem mutmaßlichen Wunsch nach einem möglichst baldigen Tod, also nach aktiver Sterbehilfe, ausgehen? Ein weiteres Beispiel wäre das eines schwerstgeschädigten Neugeborenen oder Kleinkindes, das ebenfalls nur noch Leid und Schmerzen bis zu seinem natürlichen Ende vor sich hat.[62]

Abschließend noch ein Wort zu den beiden verschiedenen Formen – der direkten und der indirekten Form – aktiver Sterbehilfe. Wie in Kapitel 3 näher ausgeführt, wird in unserer derzeitigen ärztlichen und juristischen Praxis generell zwar die indirekte, nicht aber die direkte aktive Sterbehilfe zugelassen. Und zwar wird diese Zulassung der indirekten Sterbehilfe gewöhnlich – in mehr oder weniger selbstverständlicher Weise – auch auf die hier zur Debatte stehende Fallgruppe der *mutmaßlichen* Ermächtigung des Arztes ausgedehnt.

Wir haben oben (S. 48 f.) im einzelnen gesehen, daß die dogmatische Ablehnung der direkten bei gleichzeitiger Zulassung der indirekten Sterbehilfe schon unter dem Gesichtspunkt interner Folgerichtigkeit im Rahmen unseres Strafrechtssystems – ganz abgesehen von der Frage der ethischen Vertretbarkeit einer solchen Ablehnung – durchschlagenden Einwänden ausgesetzt ist. An dieser Stelle möchte ich betonen: Alle diese Einwände treffen auch auf

62 Ein reales Beispiel dieser Art wird im einzelnen geschildert in: Hoerster 1995b, 104 ff.

die Fallgruppe der mutmaßlichen Ermächtigung zu. Außerdem ist nicht erkennbar, warum die jede aktive Sterbehilfe erst legitimierende Feststellung eines (hier mutmaßlichen) Wunsches des Betroffenen im Fall der indirekten irgendwie unproblematischer als im Fall der direkten Sterbehilfe sein sollte.

Sollte es im Fall der indirekten Sterbehilfe etwa ethisch akzeptabel sein, wenn der Arzt hier die Entscheidung einfach selber fällen würde – vielleicht unter bloßer Berufung auf das »ärztlich Angezeigte«? Ja, könnte nicht unter Bedingungen einer derart paternalistischen Verfahrensweise, wenn man zusätzlich die häufig schwierige Grenzziehung zwischen den beiden Formen aktiver Sterbehilfe in der Praxis in Betracht zieht, gerade die Gefahr einer ganz unzureichend am Patientenwillen ausgerichteten *direkten* Sterbehilfe eine sehr reale sein?

7. Herbeiführung des Todes im Interesse der Gesellschaft?

Nicht nur die aktive, sondern auch die passive Herbeiführung des Todes bei einem Menschen, die anstatt im Interesse des Betroffenen im Interesse Dritter oder der Gesellschaft liegt, muß prinzipiell verboten bleiben. Dieses Prinzip ist nicht nur, wie in den vorangehenden Kapiteln deutlich geworden sein dürfte, ethisch gut begründbar. Es ist in unserer Gesellschaft auch im Grundsatz unbestritten. Gleichwohl gibt es Grenzbereiche in der Praxis des medizinischen Alltags, in denen die Gefahr besteht, daß von diesem Prinzip de facto – und zwar ohne rechtliche Folgen – abgewichen wird.

Diese Grenzbereiche sind durch die folgenden beiden Stichworte charakterisierbar: Organentnahme zu Transplantationszwecken und Behandlungsabbruch bei Koma-Patienten zwecks Kostenersparnis. Beide Themenkomplexe sind derzeit in unserer Gesellschaft Gegenstand äußerst kontroverser Diskussionen. Wir werden sehen, daß eine überzeugende Lösung der anstehenden ethischen Probleme gleichwohl durchaus möglich ist. Voraussetzung einer solchen Lösung ist allerdings, daß man nicht einfach seinen spontan sich einstellenden Intuitionen vertraut, sondern die einschlägigen logischen Konsequenzen aus gut begründeten ethischen Prinzipien, wie sie im Vorangehenden entwickelt wurden, zu ziehen bereit ist.

Beginnen wir mit dem Problem der Organentnahme zu Transplantationszwecken. Zwei Fallgruppen sind hier grundsätzlich zu unterscheiden: Organentnahme bei Lebenden und Organentnahme bei Toten. Dabei steht natürlich nicht zuletzt die Frage nach der richtigen Grenzziehung zwischen beiden Gruppen – der Grenzziehung zwischen Leben und Tod – zur Debatte.

Wie wichtig die Antwort auf diese Frage ist, ist leicht zu erkennen: Eine Organentnahme bei lebenden Menschen *ohne Einwilligung* der Betroffenen kann mit Sicherheit nicht als legitim betrachtet werden; sie wäre ein klarer Verstoß gegen das individuelle Recht auf Leben bzw. körperliche Unversehrtheit, das jedem Menschen zusteht. Ja, selbst eine Organentnahme *mit Einwilligung* der Betroffenen erscheint bei lebenden Menschen keineswegs unter allen Umständen als rechtsethisch unproblematisch. Man denke etwa an Fälle, in denen die Einwilligung mit Geld erkauft ist; oder man denke an Fälle, in denen das betreffende Organ zwar aus reinem Altruismus abgegeben wird, wegen der Lebenswichtigkeit des Organs die Abgabe bei dem Spender jedoch zum Tode führen muß. Könnte es nicht gerechtfertigt sein, zumindest unter gewissen Umständen selbst eine von der Einwilligung des Betroffenen begleitete Organspende in seinem eigenen wohlverstandenen, langfristigen Interesse rechtlich zu verbieten?
Man vergleiche zu dieser Problematik meine obigen Ausführungen auf S. 52 ff. Auf der Grundlage dieser Ausführungen muß man die genannte Frage jedenfalls dann, wenn die Organspende tödlich wirkt, offenbar bejahen. Bei Organspenden unterhalb dieser Schwelle dürfte es darauf ankommen, wie man generell die Vornahme von Körperverletzungen mit Einwilligung – verglichen mit Tötungen einerseits und etwa mit Sachbeschädigungen andererseits – rechtsethisch beurteilt. Wir können dieser Problematik hier nicht weiter nachgehen; sie würde den Rahmen der vorliegenden Untersuchung sprengen.
Hinreichend nah bei unserer Sterbehilfethematik liegt jedoch das Problem der Organentnahme in der zweiten Fallgruppe, also das Problem der Organentnahme bei Menschen, die offiziell als tot gelten: Kann man sicher sein, daß diese Menschen wirklich tot sind? Oder sind sie richtiger als Sterbende zu betrachten, deren Tod, genau genommen,

durch die Organentnahme beschleunigt wird? Haben wir es hier, da auch die Beschleunigung des ohnehin nah bevorstehenden Todes eine Tötung ist (siehe oben S. 42 f.), in Wahrheit also mit einer illegitimen Tötung von Menschen im Interesse Dritter, nämlich der Organempfänger, zu tun? Doch selbst unter der Voraussetzung, daß die Betroffenen als tot betrachtet werden können: Dürfen sie ohne weiteres im Interesse der Organempfänger »ausgeschlachtet« werden? Setzt dies nicht ihre schon zu Lebzeiten vorliegende (ausdrückliche oder mutmaßliche) Einwilligung voraus?

Diese Problematik steht bekanntlich im Mittelpunkt der gegenwärtigen rechtspolitischen Diskussion um den Erlaß eines Transplantationsgesetzes[63]. Zwei Fragen sind in diesem Zusammenhang zu unterscheiden: 1. Unter welchen Voraussetzungen sind Menschen als tot zu betrachten? 2. Unter welchen Voraussetzungen darf man toten Menschen zu Transplantationszwecken Organe entnehmen?

Unter welchen Voraussetzungen sind Menschen als tot zu betrachten? Die Antwort auf diese Frage hängt wesentlich davon ab, wie wir den Tod des Menschen überhaupt definieren. Wir müssen uns an dieser Stelle also zunächst einmal mit der *Definition* des Todes beim Menschen befassen.

Wie wir neu einzuführende Begriffe *definieren* bzw. in unserem Sprachgebrauch vorgefundene Begriffe *präzisieren*, ist nicht eine Frage der Erkenntnis, sondern eine Frage der Zweckmäßigkeit. Dies bedeutet freilich nicht, daß *jeder beliebige* Zweck eine Definition legitimieren könnte oder daß man zwischen unterschiedlichen Definitionen desselben Begriffs nicht häufig durchaus eine intersubjektiv gut begründete Entscheidung treffen könnte. Die Richtigkeit dieser Behauptung können wir uns an folgenden Beispielen klarmachen.

63 Die folgenden Ausführungen zu dieser Problematik stellen eine überarbeitete Fassung von Hoerster 1997 dar.

Es ist sehr gut begründet, daß wir den Begriff »Mensch« nicht etwa definieren im Sinne von »Mitglied der Spezies *Homo sapiens*, das nicht kleiner als 160 cm und nicht größer als 190 cm ist«. So zu verfahren, wäre nämlich zum einen unter *deskriptivem* Aspekt höchstgradig unzweckmäßig. Denn die durch diese Definition nicht erfaßten Mitglieder der Spezies *Homo sapiens* haben eine ungeheure Anzahl von auffälligen und interessanten Eigenschaften mit jenen Individuen gemeinsam, die durch diese Definition erfaßt sind. So zu verfahren, wäre aber auch unter *normativem* Aspekt höchstgradig unzweckmäßig. Denn es läßt sich unschwer begründen, daß die durch diese Definition nicht erfaßten Mitglieder der Spezies *Homo sapiens* tatsächlich genau denselben moralischen und rechtlichen Status – insbesondere in Form der sogenannten »Menschenrechte« – verdienen, der jenen Individuen zukommt, die durch diese Definition erfaßt sind.

Diesen Überlegungen und ihrem Ergebnis wird vermutlich jeder zustimmen, ja meine Ausführungen hierzu als trivial und selbstverständlich betrachten. Es empfiehlt sich in philosophischen Fragen aber nicht selten, vom Selbstverständlichen auszugehen, um von dieser Basis aus dann das, was kontrovers ist, besser entscheiden zu können. Dies mag folgende Erweiterung des obigen Beispiels zeigen. Soll der Begriff »Mensch« nicht nur so definiert werden, daß die Mitglieder der Spezies *Homo sapiens* unabhängig von ihrer Körpergröße unter diesen Begriff fallen, sondern auch so, daß die Mitglieder der Spezies *Homo sapiens* unabhängig davon, ob sie bereits geboren sind, unter diesen Begriff fallen? Mit anderen Worten, sollen wir auch die menschliche Leibesfrucht als »Mensch« bezeichnen?

Diese Frage wird in unserer Gesellschaft bekanntlich sehr kontrovers beantwortet. Dabei ist diese Kontroverse ein unmittelbarer Reflex der Kontroverse um den *moralischen Status* der Leibesfrucht: Wer die Leibesfrucht in normativer

Hinsicht prinzipiell wie (geborene) Menschen behandelt wissen und ihr insbesondere die sogenannten »Menschenrechte« (wie das Recht auf Leben) zuerkennen will, bezeichnet sie als »Mensch«; wer dies dagegen nicht für richtig hält, geht von einer Definition von »Mensch« aus, die die Leibesfrucht *nicht* miteinschließt. Ob eine weite Definition von »Mensch« (unter Einschluß der Leibesfrucht) oder eine enge Definition von »Mensch« (unter Ausschluß der Leibesfrucht) die zweckmäßigere ist, hängt in diesem Fall also ausschließlich von dem Resultat einer normativen Bewertung ab.[64]

Was können wir aus diesen Vorüberlegungen zur Zweckmäßigkeit von Definitionen für die Suche nach der zweckmäßigen Definition des Begriffes »Tod« lernen? Zunächst einmal: Es kann bei dem Begriff »Tod« – ebenso wie bei dem Begriff »Mensch« – nicht etwa darum gehen, diesen Begriff neu in unsere Sprache einzuführen oder in seiner Bedeutung völlig neu zu bestimmen. Unser Ziel muß es vielmehr sein, diesen im deutschen Sprachgebrauch vorgefundenen und im allgemeinen Alltag, aber auch in vielfältigen medizinischen und juristischen Kontexten durchaus gebräuchlichen Begriff in seinem Grenzbereich unter Zweckmäßigkeitsgesichtspunkten zu *präzisieren*.

Wir müssen uns dabei vor Augen halten, daß der Begriff »Tod« – ebenso wie der Begriff »Mensch« – insbesondere in einer Vielzahl *normativer* Kontexte von Recht und Moral vorkommt, d. h. in hohem Maß normativ besetzt ist. So ist es Inhalt einer ethischen Grundannahme unserer Moral- und Rechtsordnung, daß mit »toten« Menschen grundsätzlich und in vieler Hinsicht anders als mit »lebenden« Menschen umgegangen werden darf. Zwar darf man auch mit toten Menschen nicht nach Belieben verfahren; man hat in bezug auf sie gewisse Pflichten der Pietät. Doch sind die

64 Vgl. ausführlich Hoerster 1995a, 66 ff.

Pflichten, die man gegenüber lebenden Menschen hat, ungleich zahlreicher, gravierender und strikter. Ja, die sich aus den fundamentalen Menschenrechten ergebenden Pflichten sind in bezug auf tote Menschen weitgehend gegenstandslos.

Unsere Fragestellung nach den Voraussetzungen einer zulässigen Organtransplantation erfordert es, den Begriff des Todes im Hinblick auf seine normativen Konsequenzen zu präzisieren. Um hierfür den entscheidenden Gesichtspunkt zu finden, müssen wir jener ethisch-normativen Begründung nachgehen, die hinter der Forderung eines radikal unterschiedlichen Umgangs mit toten und mit lebenden Menschen steht.

Welches ist der für diese unterschiedliche Einstellung ausschlaggebende Gesichtspunkt? Bei rationaler Betrachtung gibt es auf diese Frage nur eine einzige, von jedermann auch unabhängig von einer möglichen weltanschaulichen Betrachtung von Leben und Tod nachvollziehbare Antwort: die Interessen, die lebende Menschen mit ihrem Leben verbinden können.

Sicher ließe sich über diese Interessen, die sehr vielfältiger Natur sein können, manches Nähere sagen. Das aber ist im vorliegenden Kontext nicht erforderlich. Es genügt hier, darauf hinzuweisen, daß diese Interessen – welcher Art im einzelnen auch immer – bei einem Individuum spätestens zu jenem Zeitpunkt endgültig erlöschen, zu dem dieses Individuum auf immer, also irreversibel sein Bewußtsein verliert. Ohne Bewußtsein gibt es nämlich überhaupt keine Interessen – ob diese nun an Empfindungen, Wünsche oder Erfahrungen, an Rationalität oder Autonomie, an Kommunikation oder Kontemplation gebunden sind.

Eine Pflanze beispielsweise, die bekanntlich kein Bewußtsein hat, kann als solche zwar gedeihen, aber weder an ihrem Gedeihen noch an irgend etwas anderem ein Interesse haben. Es sind die Menschen (und auch manche Tiere), die am Leben und Gedeihen von Pflanzen ein Interesse haben können. *Diesem* Interesse dienen also jene Normen, die zum Lebensschutz von Pflanzen gelegentlich erlassen werden. Pflanzen selbst können an ihrem Leben und am Schutze ihres Lebens kein Interesse haben.

Aber auch ein Mensch, der sein Bewußtsein irreversibel verloren hat, kann – insoweit ebenso wie eine Pflanze – kein Interesse mehr an irgend etwas haben. Also kann er auch kein Interesse etwa an der weiteren Aufrechterhaltung irgendwelcher seiner Körperfunktionen haben. Eine solche ist für ihn ohne jeden Wert und kann deshalb auch nicht die Basis jenes moralischen Status bilden, der dem »Leben« des Menschen zukommt. Um dies einzusehen, bedarf es durchaus keiner anthropologisch umfassenden Theorien oder Menschenbilder – weder im Sinne eines Leib-Seele-*Monismus* noch im Sinn eines Leib-Seele-*Dualismus*, noch im Sinne irgendeines anderen -ismus. Vielmehr ist es jede *alternative* ethische Begründung, die unsere normativen Forderungen im Umgang mit lebenden Menschen letztlich *nicht* auf die *Interessen* dieser Menschen gründen will, die auf intersubjektiv kaum vermittelbare, spekulativ-weltanschauliche Voraussetzungen, seien sie metaphysischer oder religiöser Art, angewiesen ist.

Nebenbei bemerkt: Es ist keineswegs der Fall, daß die hier vertretene interessenorientierte Konzeption menschlichen Lebens *utilitaristischer* Natur ist. Es sind nicht etwa die Interessen der Allgemeinheit, sondern ausschließlich die Lebensinteressen der Betroffenen, die für die Definition ihres Lebens bzw. Todes maßstabsetzend sind.

Nach alledem ist es gerade unter normativem Aspekt sehr gut begründet, jene für den moralischen und rechtlichen Umgang mit Lebenden bzw. Toten entscheidende Grenzziehung, welche die Todesdefinition darstellt, in nichts anderem als im irreversiblen Bewußtseinsverlust der Betroffenen zu erblicken. Was aber den deskriptiven Aspekt der Grenzziehung betrifft, so sind auch unter diesem keine durchgreifenden Einwände gegen diese Todesdefinition ersichtlich.

Stellt der den Tod des Menschen angemessen *definierende* Begriff »irreversibler Verlust des Bewußtseins« aber auch ein für die medizinische und juristische Alltagspraxis brauchbares *Kriterium* zur Feststellung des Todes dar? Dies würde voraussetzen, daß der Begriff »irreversibler Verlust des Bewußtseins« unter den Bedingungen des gegenwärtigen Wissensstandes auch ein geeigneter Anknüpfungspunkt ist, um mittels genau angebbarer Tests in jedem Anwendungsfall zu einem zweifelsfreien Ergebnis zu führen. Gerade dort, wo es um Leben oder Tod geht, kommt für die Praxis nur ein in diesem Sinne zuverlässiges Kriterium in Betracht, das bei sachgemäßer Anwendung keinerlei Fehler zu Lasten des Lebens zuläßt. Wir müssen im konkreten Fall sicher sein können, daß ein Mensch, den wir als tot bezeichnen, weder gegenwärtig irgendwelche Empfindungen hat oder irgendwelche Erfahrungen macht noch als dieses körperliche Wesen in der Zukunft wieder irgendwelche Empfindungen haben oder irgendwelche Erfahrungen machen kann.

Die Frage, ob tatsächlich der Begriff »irreversibler Verlust des Bewußtseins« selber oder nicht vielmehr ein oder mehrere andere Begriffe in diesem Sinne zuverlässige Kriterien der Todesfeststellung sind, ist eine medizinische Fachfrage, die sich philosophischer oder ethischer Beurteilung entzieht. Die Lektüre einschlägiger Veröffentlichungen medizinischer Fachleute[65] legt nach meiner Auffassung dem Laien folgende Antwort auf diese Frage nahe: Während der Begriff »irreversibler Verlust des Bewußtseins« dem genannten Erfordernis an ein brauchbares Kriterium offenbar *nicht* genügt, trifft dies sowohl auf den Begriff »Herz-

65 Siehe beispielsweise Angstwurm 1995, aber auch Klein 1995.

Kreislauf-Tod« als auch auf den Begriff »Hirntod« durchaus zu. Wenn dies richtig ist, bedeutet es, daß sowohl der Herz-Kreislauf-Tod als auch der Hirntod (also das unumkehrbare Hirnversagen) – unter der Voraussetzung der *Definition* des Todes als des irreversiblen Verlustes des Bewußtseins – als alternative *Kriterien* zur Feststellung des Todes dienen können. Die in diesem Punkt gegenüber dem Kriterium des Hirntods heute – ganz ähnlich wie die gegenüber dem Kriterium des Herz-Kreislauf-Tods im vorigen Jahrhundert – in manchen Kreisen genährten Bedenken scheinen weit mehr auf weltanschauliche Fixierungen und irrationale Ängste als auf wissenschaftlich-medizinische Befunde zurückzugehen.

Ob daneben auch ein auf bestimmte Weise umschriebener »Teilhirntod« dem genannten Erfordernis genügen und insoweit als weiteres Alternativkriterium zur Feststellung des Todes Anwendung finden kann, erscheint bei dem derzeitigen Stand der Wissenschaft noch nicht ausdiskutiert. Sollte es in Zukunft aber beispielsweise möglich sein, in bezug auf gewisse Patienten mit apallischem Syndrom (»Wachkoma-Patienten«) ein derartiges Kriterium anzugeben, das einwandfrei getestet werden kann und einen irreversiblen Verlust des Bewußtseins mit Sicherheit zur Folge hat, so sehe ich keine Bedenken dagegen, daß auch diese Menschen als »tot« bezeichnet werden.

Wer im übrigen den Hirntod als Kriterium des Todes ablehnt und einen hirntoten Menschen deshalb noch als lebend betrachtet, muß konsequenterweise auch die Einstellung künstlicher Beatmung bei diesem Menschen zumindest dann, wenn sie nicht seinem eigenen mutmaßlichen Willen entspricht, für unzulässig halten: Ein Töten oder Sterbenlassen im Interesse der Allgemeinheit muß tabu bleiben.

Welches nun sind die normativen Konsequenzen, die sich aus der von mir vertretenen Position zu Definition und Kri-

terien des Todes des Menschen für die rechtsethische Frage nach den Voraussetzungen einer zulässigen Organentnahme zu Transplantationszwecken bei für hirntot erklärten Menschen ergeben? Da für hirntot erklärte Menschen nach meiner Position als »tot« zu bezeichnen sind, ist zunächst einmal die Frage zu behandeln: Unter welchen Voraussetzungen darf man *toten* Menschen, also Leichen, zu Transplantationszwecken Organe entnehmen?
Da Transplantationszwecke im Regelfall Zwecke der Lebensrettung anderer Menschen (nämlich der Organempfänger) sind, verweist uns diese Frage auf die allgemeinere Frage: Unter welchen Voraussetzungen darf man Leichen zur Lebensrettung von Menschen Organe entnehmen? Soll es auf den (zuvor erklärten) Willen des Betroffenen oder auf den (aktuell erklärten) Willen seiner Angehörigen ankommen? Soll der betreffende Wille in Form der Zustimmung oder in Form des Widerspruchs entscheidend sein? Soll der Wille der Angehörigen gegenüber dem Willen des Betroffenen eine Ergänzungs- oder eine Ersatzfunktion haben? Welcher Wille soll im Fall eines Konfliktes unter den Angehörigen zählen? Sollen vielleicht überhaupt nur solche Menschen – als Spender wie als Empfänger – von lebenswichtigen Organen in Betracht kommen, die zuvor einem auf Gegenseitigkeitsbasis gegründeten »Club« beigetreten sind? Haben danach ältere Menschen, deren Organe nicht mehr gefragt sind, nur dann eine Chance auf ein Spenderorgan, falls sie schon in jüngeren Jahren beigetreten sind?
Der Leser dieser Zeilen wird mit den verschiedenen Modellen einer Transplantationsregelung, die als Antworten auf diese Fragen seit geraumer Zeit in der politischen Diskussion sind, mehr oder weniger vertraut sein. Ich möchte auf sie und ihre möglichen Kombinationen nicht weiter eingehen. Ich halte sie im Grunde nämlich allesamt für überflüssig. Es ist erstaunlich, mit welcher Selbstverständlichkeit prominente Medizinethiker ihre Vorschläge zur Regelung

der Organtransplantation der politischen Diskussion anpassen.[66] Nach meiner Überzeugung rechtfertigt die Rettung eines menschlichen Lebens im Prinzip *ohne alle weiteren Voraussetzungen* eine Organentnahme bei Leichen. Ich begründe diese für manchen sicher überraschende These im einzelnen wie folgt.

Natürlich darf man, wie oben schon gesagt, auch mit toten Menschen, mit menschlichen Leichen nicht nach Belieben verfahren. Sowohl ein zu Lebzeiten geäußerter Wille des Verstorbenen als auch ein aktueller Wille seiner Angehörigen verdienen in mancher Hinsicht – was etwa die Form der Bestattung angeht – durchaus Beachtung. Außerdem verbietet sich aus Pietätsgründen jeder entwürdigende, das Andenken an den Verstorbenen herabsetzende Umgang mit einer Leiche. In diesem Sinn untersagt etwa § 168 Strafgesetzbuch unter Androhung von Strafe, an Leichen oder Leichenteilen »beschimpfenden Unfug« zu verüben.

Andererseits jedoch sind der Rücksichtnahme auf den Willen des Verstorbenen bzw. seiner Angehörigen im Interesse des Gemeinwohls enge rechtliche Grenzen gesetzt. Und in der Tat wohl niemand würde von einem »beschimpfenden Unfug« dann sprechen, wenn sich sehr gravierende Interessen Lebender für bestimmte Umgangsweisen mit Leichen anführen lassen. Wir können uns dies an einem einfachen, hypothetischen Beispiel klarmachen: Angenommen, eine Erdbestattung von Verstorbenen ist aus irgendeinem Grund faktisch nicht möglich, und ein Verzicht auf *jegliche*

66 So schreibt Schöne-Seifert (1995, 482), nachdem sie für eine bestimmte Todesdefinition ausführlich argumentiert hat, lapidar, wer aus weltanschaulichen Gründen den Tod anders definiert, müsse natürlich »seine Zustimmung zu einer Organentnahme problemlos verweigern können«. Und Birnbacher (1995a, 356) fordert im Hinblick auf irrationale Befürchtungen gegenüber dem Hirntodkriterium ohne weiteres dazu auf, diesen Befürchtungen trotzdem Rechnung zu tragen und »ausreichende Möglichkeiten zum Widerspruch gegen eine postmortale Explantation von Organen anzubieten«.

Bestattung ist mit schweren Seuchengefahren verbunden. Würde jemand ernsthaft daran zweifeln, daß unter diesen Bedingungen etwa eine Feuerbestattung auch dann legitim ist, wenn sie dem Willen von Verstorbenen oder ihren Angehörigen zuwiderläuft?

Ein weiteres, ganz realistisches Beispiel: Angenommen, es gibt Anhaltspunkte dafür, daß der Tod eines Menschen auf eine Straftat zurückgeht. Dann können die Justizbehörden zur Aufklärung dieser Straftat die Obduktion sowie gegebenenfalls die Ausgrabung der Leiche anordnen, wie sich aus § 87 Strafprozeßordnung ergibt. Der – möglicherweise entgegenstehende – Wille des Verstorbenen bzw. seiner Angehörigen bleibt dabei völlig außer Betracht.

Es gibt also Fälle, in denen unsere Moral- und Rechtsordnung davon ausgeht, daß selbst massive Eingriffe bei Verstorbenen auch unabhängig vom Willen der Betroffenen legitim sind. Diese Fälle sind dadurch charakterisiert, daß der betreffende Eingriff der Abwehr schwerwiegender Gefahren für Leib und Leben von Menschen dient. Man beachte dabei, daß der Zusammenhang zwischen Eingriff und Gefahrenabwehr insbesondere im zweiten, realistischen Beispiel nur sehr indirekter Natur ist: Man kann hier sicher nicht sagen, daß durch die betreffende Obduktion irgendein bestimmtes Leben unmittelbar gerettet wird. Man kann zur Rechtfertigung dieser Obduktion lediglich darauf hinweisen, daß sie im Fall eines Mordes der Bestrafung des Täters förderlich ist und auf diese Weise indirekt der Prävention künftiger Morde und so dem Lebensschutz potentieller Opfer dient.

Spätestens an diesem Punkt drängt sich aber die Frage auf: Müssen nach derselben Logik, wonach in diesen Fällen elementare Interessen von Lebenden diverse Eingriffe an Leichen ohne weiteres legitimieren, nicht auch der Lebensrettung dienende Organentnahmen aus Leichen *ohne weiteres* als zulässig angesehen werden? Kann jemand wirklich einen stärkeren Grund haben, im Falle seines Todes einer Organentnahme zur Lebensrettung als einer Obduktion zur Aufdeckung eines Mordes zu widersprechen? Gibt es deshalb für die Gesellschaft wirklich einen stärkeren Grund, Obduktionen zur Aufdeckung von Morden als Organentnahmen zur Lebensrettung zuzulassen?

Vielleicht wird mancher Leser an dieser Stelle sagen: Der hier angestellte Vergleich hinkt; denn eine (zu Transplantationszwecken sinnvolle) Organentnahme setzt ja voraus, daß der Betroffene durchaus noch nicht im ganz vertrauten Sinne »tot«, d. h. Herz-Kreislauf-tot ist, während dies im Fall der Obduktion oder der Ausgrabung eines Toten anders ist. Warum aber, so frage ich zurück, soll es auf diesen Unterschied ankommen – sofern man sich einmal im Sinn meiner obigen Ausführungen mit guten Gründen für Herz-Kreislauf-Tod *und* Hirntod als prinzipiell gleichwertige Kriterien zur Feststellung des Todes entschieden hat? Warum soll der nach den alternativen Kriterien festgestellte Tod unterschiedliche rechtsethische Konsequenzen nach sich ziehen – sofern die den beiden Kriterien gleichermaßen zugrunde liegende *Definition* des Todes gerade unter ethischem Aspekt die richtige ist? Wer den angestellten Vergleich nicht akzeptieren will, wird mit seiner Kritik konsequenterweise bereits bei meiner Position zu Definition und Kriterien des Todes ansetzen und zu dieser Position eine begründete Gegenposition ausarbeiten müssen!

Im übrigen möge man einmal das Gedankenexperiment machen, eine Transplantation lebenswichtiger Organe wäre nicht nur – wie es tatsächlich der Fall ist – *vor*, sondern auch noch *nach* Eintreten des Herz-Kreislauf-Todes möglich. Zumindest dann wäre doch der oben angestellte Vergleich schlüssig. Und außerdem: Soll es unter dieser fiktiven Voraussetzung zwar zulässig sein, bei einem Hirntoten wegen seines irreversiblen Zustandes jede weitere Behandlung (also insbesondere die künstliche Beatmung) einzustellen und ihm *anschließend*, also im Zustand des Herz-Kreislauf-Todes, Organe zu entnehmen, aber unzulässig sein, demselben Betroffenen dieselben Organe unmittelbar *vor* der ohnehin indizierten Behandlungseinstellung zu entnehmen?

Natürlich kann man – und sollte man – die rechtsethische Frage nach den Zulässigkeitsvoraussetzungen einer Organtransplantation auch noch auf einer prinzipielleren Ebene erörtern: Unter welchen Voraussetzungen kann es ganz generell als zulässig betrachtet werden, in die persönliche Rechtsstellung, die geschützte Interessensphäre eines Menschen – ob vor oder nach seinem Tode – zum Nutzen anderer Menschen einzugreifen?

Auch auf diese ganz allgemeine Frage gibt bereits unser geltendes Recht im Kern eine Antwort. So normiert § 34 Strafgesetzbuch, daß ein solcher Eingriff dann zulässig ist, wenn er der Abwendung einer »gegenwärtigen, nicht anders abwendbaren Gefahr« für irgendein Rechtsgut dient und wenn außerdem das durch den Eingriff *geschützte* Interesse das durch den Eingriff *beeinträchtigte* Interesse »wesentlich überwiegt«. Nach dieser Vorschrift darf man z. B. ohne weiteres – auch gegen den Willen des Betroffenen – in das Eigentum eines Menschen gravierend eingreifen, wenn man nur so das Leben eines anderen Menschen retten kann.

Man kann nun zwar juristisch darüber streiten, inwieweit diese Vorschrift unmittelbar unsere Problematik der Organtransplantation erfaßt. Denn erstens ist das beeinträchtigte Interesse hier nicht das aktuelle Interesse eines Lebenden, sondern das nachwirkende Interesse eines Toten bzw. das nur mittelbare Interesse seiner Angehörigen. Und zweitens ist das vorgesehene Erfordernis einer »gegenwärtigen« Gefahr bei Organtransplantationen zumindest dann nicht erfüllt, wenn die betreffende Organentnahme anstatt der unmittelbaren Lebensrettung eines bereits identifizierbaren Kranken lediglich der Vorratshaltung dient. Trotzdem ist unschwer zu erkennen, daß jedenfalls der den angeführten § 34 Strafgesetzbuch tragende rechtsethische Grundgedanke auch für die Konstellation der Organtransplantation zutrifft. Dieser Grundgedanke besteht nämlich offensichtlich darin, daß die Solidaritätspflicht unter Menschen es erfordern kann, einen Eingriff in die eigene Interessensphäre zu dulden, wenn nur so das weit gewichtigere Interesse eines Mitmenschen geschützt werden kann.

Man betrachte zum Vergleich auch den folgenden Fall: Dem Opfer eines Verkehrsunfalls kann nur dadurch das Leben gerettet werden, daß man ihm von einem der Umstehenden eine Bluttransfusion gibt. Der potentielle Spender jedoch will der Entnahme seines Blutes, obschon diese mit keinerlei Gefahr für ihn verbunden ist, nicht zustimmen. Darf man ihn unter Hinweis auf § 34 Strafgesetzbuch zur Duldung der Blutentnahme zwingen? Diese Frage – sie hat wegen der heutzutage generell schnellen Verfügbarkeit von Blutkonserven kaum noch praktische Bedeutung – ist unter Juristen umstritten. Teilweise wird geltend gemacht, Eingriffe in die körperliche Integrität bzw. Autonomie eines Menschen seien selbst zum Zweck der Lebensrettung prinzipiell unzulässig. Diese These ist schwer nachvollziehbar; scheint sie doch dem ethischen Grundgedanken von § 34 Strafgesetzbuch durchaus zu widersprechen. Man betrachte in diesem Zusammenhang auch etwa, daß die zwangsweise Entnahme einer Blutprobe durch die Polizei im Zuge einer »Rasterfahndung« durchaus als zulässig betrachtet wird.

Aber selbst wenn man im Fall der Blutentnahme anderer Meinung ist: Wird nicht ein gegenüber dem Tod rational eingestellter Mensch an seiner körperlichen Integrität *nach* seinem Tod jedenfalls ein weit weniger gewichtiges Interesse haben als an seiner körperlichen Integrität *vor* seinem Tod? Soll selbst ein (eventuell vorhandenes) Interesse an

der körperlichen Integrität *nach* dem Tod vor dem Überlebensinteresse von Mitmenschen Priorität genießen?
Nun kann man in der Tat auch gegenüber dieser Argumentation noch skeptisch bleiben, indem man jede Solidaritätspflicht – und damit auch die Wertentscheidung von § 34 Strafgesetzbuch – prinzipiell in Frage stellt. Die allermeisten Menschen dürften jedoch bei langfristiger, rationaler Betrachtung gerade ihrer egoistischen Interessen einen durchaus guten Grund haben, die rechtliche Festschreibung einer dem Grundgedanken von § 34 Strafgesetzbuch entsprechenden Solidaritätspflicht jedenfalls unter der Bedingung zu akzeptieren, daß das geschützte Interesse – wie im Regelfall der Organtransplantation – das Interesse am Überleben ist. Denn erstens kann jeder in die Lage kommen, auf ein Spenderorgan zum Überleben angewiesen zu sein. Und zweitens dürfte wohl für jeden vernünftigen Menschen das eigene Überleben nicht nur schwerer, sondern *ungleich* schwerer wiegen als die Vermeidung eines postmortalen Eingriffs in den eigenen Leichnam.
Unter diesen Umständen kann es aber – anders als nach der faktischen Regelung des alle möglichen Interessen schützenden § 34 Strafgesetzbuch – auch keinen relevanten Unterschied machen, ob die betreffende Organentnahme zur Rettung eines bestimmten, aktuell gefährdeten Menschen oder zur Vorratshaltung vorgenommen wird. Schließlich ist die entscheidende Bedingung, daß die Rettung eines menschlichen Lebens von der Organentnahme abhängt, in beiden Fällen in gleicher Weise erfüllt – jedenfalls solange man von einem eventuellen Überschuß an auf Vorrat gehaltenen Organen weit entfernt ist.
Diese gesamte Argumentation dürfte wohl auch dann noch schlüssig sein, wenn die Organtransplantation zwar nicht dem Interesse am Überleben, wohl aber dem Interesse an der Beseitigung einer gravierenden Gesundheitsstörung dient.

Es steht also durchaus im Einklang mit einer wohlbegründeten ethischen Position, wie sie außerdem in unserem geltenden Recht an verschiedenen Punkten ihren Niederschlag findet, wenn eine Organentnahme bei einem Toten zu Transplantationszwecken prinzipiell auch unabhängig von einer vorliegenden Zustimmung des Betroffenen bzw. seiner Angehörigen zugelassen wird.
Sollte man aber nicht doch wenigstens einen – zu Lebzeiten geäußerten – ausdrücklichen *Widerspruch des Betroffenen* als relevant ansehen und einem solchen Widerspruch eine Sperrfunktion für eine Organentnahme zubilligen? Selbst wer meinen bisherigen Ausführungen sowohl zur Todesdefinition als auch zu ihren ethischen Konsequenzen in der Transplantationsfrage grundsätzlich zustimmt, könnte trotzdem in der gegenwärtigen rechtspolitischen Diskussion für eine solche Berücksichtigung eines ausdrücklichen Widerspruchs des Betroffenen plädieren. Und zwar könnte er es für erforderlich halten, daß jene Bürger, die de facto eine fundamental abweichende (obzwar unaufgeklärte) Einstellung zu dieser Frage haben, jedenfalls für ihre eigene Person einen gewissen Schutz erhalten, der in der Respektierung ihres zu Lebzeiten erklärten Widerspruchs besteht.
In diesem Zusammenhang ist von Bedeutung, daß eine solche fundamental abweichende Einstellung derzeit in unserer Gesellschaft vor allem den folgenden beiden Quellen zu entspringen scheint: zum einen gewissen persönlichen Ängsten in bezug auf eine Organentnahme selbst nach eingetretenem Hirntod und zum anderen gewissen weltanschaulichen Motiven für eine andersgeartete Definition des Todes. Diese beiden Quellen können natürlich miteinander verbunden sein bzw. sich gegenseitig verstärken. Wer meinen obigen Ausführungen zumindest im Prinzip zustimmt, wird sie beide für irrational halten müssen – im ersten Fall wegen ihres Widerspruchs zu empirisch erwiesenen wis-

senschaftlichen Erkenntnissen, im zweiten Fall wegen ihrer rein spekulativen, intersubjektiv nicht hinreichend begründbaren Voraussetzungen. Verdienen die aus ihnen entspringenden Einstellungen gleichwohl, soweit tatsächlich vorhanden, den Schutz der Rechtsordnung?

Eine bejahende Antwort auf diese Frage ist alles andere als selbstverständlich. Jedenfalls sind wir von einer solchen Antwort gerade in unseren rechtlichen Anforderungen an den Umgang mit toten Menschen normalerweise weit entfernt: Auch wer sich nach seiner persönlichen Todesdefinition erst mit dem endgültigen Absterben aller seiner Organe und Zellen als »tot« betrachtet, oder wer für sein religiös erhofftes Weiterleben nach dem Tode seine Mumifizierung für unumgänglich hält, muß sich nach unserer Rechtsordnung damit abfinden, daß er innerhalb von wenigen Tagen nach seinem Herz-Kreislauf-Tod auf eine der gesetzlich vorgeschriebenen Weisen zu bestatten ist. Den hygienischen Interessen der Allgemeinheit wird insoweit absoluter Vorrang eingeräumt.

Wer sich als Ethiker in der Transplantationsfrage mit einer bloßen Ad hoc-Entscheidung im Sinne einer Anpassung an gängige Vorurteile nicht zufriedengeben will, wird sich an diesem Punkt zumindest der allgemeinen Frage stellen müssen: Soll auf rein emotional gespeiste bzw. aus weltanschaulichen Gründen eingenommene Einstellungen *selbst dann* von der Rechtsordnung Rücksicht genommen werden, wenn elementare, unzweifelhaft rationale Interessen von potentiell jedermann dem entgegenstehen? Eine bejahende Antwort auf diese *allgemeine* Frage dürfte sich kaum überzeugend begründen lassen.

Es gibt also durchaus gute ethische Gründe dafür, die Art und Weise des Umgangs mit toten Menschen prinzipiell an den elementaren Interessen Dritter oder der Gesellschaft auszurichten. Zwar sind auch für den Umgang mit einem Leichnam die Interessen des Betroffenen selbst – nämlich die Interessen, die ein lebender Mensch daran haben kann, wie nach seinem Tode mit seinem Leichnam verfahren wird – keineswegs irrelevant. So spricht alles dafür, etwa Art und Umstände der Bestattung eines Menschen im Normalfall von seinem zu Lebzeiten geäußerten Willen abhängig zu machen. Die postmortalen Interessen der Betroffenen selbst sind jedoch generell nicht gewichtig genug, als daß sie im Konfliktfall gegenüber elementaren Interessen Lebender Vorrang beanspruchen könnten. Sie können prinzipiell mit elementaren Interessen Lebender nicht auf eine Stufe gestellt werden. Insofern ist die Konstellation hier eine ganz andere, als wenn ein zentrales Interesse des Betroffenen *zu Lebzeiten* (insbesondere sein Lebensinteresse) auf dem Spiele steht.

Eine Organtransplantation bei einem (im relevanten Sinn des Wortes) toten Menschen – selbst dann, wenn sie im offenen Widerspruch zu dem zu Lebzeiten erklärten Willen des Betroffenen steht – verletzt also keineswegs das unaufgebbare ethische Prinzip, daß der Tod eines Menschen nicht im Interesse Dritter oder der Gesellschaft herbeigeführt werden darf. Wir kommen damit zu dem zweiten zu Beginn dieses Kapitels genannten Grenzbereich, in dem möglicherweise eine Verletzung des genannten ethischen Prinzips zu befürchten ist: dem medizinischen Umgang mit Koma-Patienten.

Ist es ethisch vertretbar, die Behandlung von Koma-Patienten unter Umständen einzustellen bzw. abzubrechen? Darf dies etwa auch aus Gründen bloßer Kostenersparnis geschehen? Oder wäre damit unvermeidlich ein erster Schritt zur Tötung Kranker und Behinderter aus sozialen Nutzenerwägungen getan?

Diese Fragen sind tatsächlich leichter zu beantworten, als es auf den ersten Blick scheinen mag. Zunächst einmal ist zu betonen, daß jedem geborenen menschlichen Individuum das Recht auf Leben zusteht.[67] Dieses Recht auf Leben erlischt nicht eher, als das betreffende Leben selbst erlischt: Solange der Mensch lebt, steht ihm auch das Recht auf Leben zu. Dies gilt uneingeschränkt auch dann, wenn man den eigentlichen Grund für das Menschenrecht auf Leben im typisch menschlichen *Interesse* am Überleben erblickt. Denn solange ein Mensch lebt, läßt sich nicht mit hinreichender Sicherheit ausschließen, daß er auch noch über dieses Interesse – zumindest in rudimentärer Form – verfügt.[68]

Erst wenn der Mensch jedes Bewußtsein irreversibel verloren hat und somit als »tot« bezeichnet werden kann, erlischt auch sein Recht auf Leben mit allen daraus ableitbaren Konsequenzen. Wenn man auf der Basis dieses Todesverständnisses, für das ich im ersten Teil dieses Kapitels argumentiert habe, allein den Herz-Kreislauf-Tod sowie den Hirntod als Kriterien zur Todesfeststellung in der Praxis akzeptiert, sind Koma-Patienten, gleichgültig welcher Art und Schwere, offenbar nicht als tot, sondern als lebend zu betrachten.

Die Konsequenzen dieser Feststellung aber sind ebenso zwingend wie einfach: Da Koma-Patienten leben, müssen sie auch in allen Belangen wie Lebende mit einem Lebensrecht behandelt werden. Das bedeutet insbesondere: Nicht nur eine Organentnahme wie bei Toten (und natürlich auch eine Herbeiführung des Todes zu diesem Zweck) ist bei ihnen unzulässig. Auch eine – aktive oder passive – Herbeiführung ihres Todes etwa auf Verlangen ihrer Angehörigen oder aus Gründen der Kostenersparnis muß verboten bleiben.

Mit alledem vereinbar ist eine Herbeiführung des Todes

67 Eine Ausnahme von diesem Grundsatz kommt lediglich bei Neugeborenen, die extrem früh geboren sind, in Betracht. Siehe Hoerster 1995b, Kap. 3.

68 Ausführlich hierzu Hoerster 1995a, 141 f.

von Koma-Patienten, die im Einklang mit den allgemeinen Voraussetzungen einer legitimen Sterbehilfe steht, also im Interesse der Betroffenen selbst erfolgt. Eine solche Sterbehilfe setzt, wie wir wissen, eine vorliegende *Ermächtigung* seitens des Betroffenen voraus, wobei – wegen ihrer Entscheidungsunfähigkeit zum relevanten Zeitpunkt – im Fall der Koma-Patienten nur eine *mutmaßliche* Ermächtigung in Betracht kommen kann.

All dies gilt selbstverständlich auch für die sogenannten »Wachkoma-Patienten« oder Apalliker. Die seit einigen Jahren bei uns geführten, massiven Kontroversen um ihre angemessene Behandlung[69] wären weitgehend vermeidbar, wenn man auch in diesem Bereich – ähnlich wie im Bereich der Hirntoten – an der für unseren gesamten moralischen und rechtlichen Umgang mit Menschen fundamentalen Unterscheidung zwischen lebenden und toten Menschen konsequent und ohne die ausdrückliche oder stillschweigende Einführung irgendwelcher Zwischenstadien (»sterbende Menschen« oder ähnliches) festhalten würde. Solange Wachkoma-Patienten nicht unter eines der für das Vorliegen des Todes akzeptierten Kriterien fallen, kann der Umgang mit ihnen im Einzelfall nur den generellen Prinzipien einer legitimen Sterbehilfe unterliegen.[70]

Die Voraussetzungen einer mutmaßlichen Ermächtigung zur Sterbehilfe sind in Kapitel 6 im einzelnen dargestellt und argumentativ untermauert worden. In diesem Zusammenhang ist zu betonen, daß nach der von mir vertretenen Sichtweise eine *aktive* Sterbehilfe bei Koma-Patienten von vornherein nicht in Betracht kommt, da bei diesen Patien-

69 Für eine aufschlußreiche Darstellung siehe Keller 1996, 12 ff.

70 Dies übersehen z. B. die Verfasser des *Alternativentwurfs* (1986, 15). Wenn sie im Fall irreversibler Bewußtlosigkeit einfach eine »unter Lebensschutzaspekten sinnlos gewordene Behandlung« annehmen, so ignorieren sie die logisch zwingende Wahrheit, daß die Behandlung eines *Lebenden* nie »unter Lebensschutzaspekten sinnlos« sein kann.

ten die Voraussetzung, daß sie schwer und unheilbar *leiden*, nicht erfüllt ist: Wer leidet, befindet sich nicht im Koma; und wer sich im Koma befindet, leidet nicht.[71] Die medizinische Fachfrage, unter welchen besonderen Bedingungen ein Koma irreversibel, also *unheilbar* ist, kann in diesem Zusammenhang also offen bleiben. Sofern Sterbehilfe gegenüber Koma-Patienten zulässig ist, kann sie nur passiver Natur sein, also in einem Verzicht auf ärztliche Behandlung bestehen.

Müssen die Voraussetzungen, an die wir in Kapitel 6 den Behandlungsverzicht gegenüber urteilsunfähigen Patienten geknüpft haben, aber auch im Fall von Koma-Patienten tatsächlich unter allen Umständen erfüllt sein? Nehmen wir einmal an, der Koma-Patient A hat vor Verlust des Bewußtseins ausdrücklich seine Behandlung bis zum natürlichen Eintritt des Todes verlangt, sich also jede Art von Sterbehilfe im vorhinein ausdrücklich verbeten. Nehmen wir weiter an, daß A noch etliche Jahre ohne jede Heilungsaussicht im Koma verbringt, bevor er stirbt. Wollen wir auch für solche Fälle wirklich an unserer Auffassung festhalten, wonach die Behandlung – ohne Rücksicht auf ihre immensen Kosten – bis zum natürlichen Ende nicht abgebrochen werden darf?

An diesem Punkt müssen wir eine wichtige Unterscheidung in unsere Überlegungen aufnehmen. Es ist die Unterscheidung zwischen einer ärztlichen Behandlungspflicht im konkreten Fall und einer gesellschaftlichen Norm, die generell, d. h. für eine Vielzahl von konkreten Fällen, eine ärztliche Behandlungspflicht vorsieht. Daß der individuelle Arzt nicht im Einzelfall nach eigenem Gutdünken aus Kostengründen eine Behandlung ablehnen darf, besagt nicht,

71 Sollten (alle oder manche) Apalliker, wie gelegentlich angenommen wird, jedoch tatsächlich empfindungs- und somit leidensfähig sein, so sollte man besser aufhören, die Betreffenden überhaupt als »Koma-Patienten« bzw. »Wachkoma-Patienten« zu bezeichnen.

daß nicht die Gesellschaft insgesamt berechtigt ist, generelle Regeln für eine ärztliche Behandlungspflicht in bestimmten Fällen unter Berücksichtigung von Kostengesichtspunkten aufzustellen.[72]
Ein solches Recht der Gesellschaft steht insbesondere nicht im Widerspruch zu dem von unserer Verfassung garantierten Recht auf Leben, das jeder einzelne Mensch besitzt.[73] Dieses Recht auf Leben kann nämlich sinnvollerweise lediglich als Abwehrrecht, nicht aber als Anspruchs- oder Leistungsrecht verstanden werden. Das bedeutet insbesondere: Die Gesellschaft darf den einzelnen zwar prinzipiell nicht töten, muß ihn andererseits aber nicht prinzipiell am Leben erhalten. Allerdings sind Töten und Sterbenlassen durch eine bestimmte Person dann als gleichwertig und insofern gleicherweise als Verletzungen des anerkannten Rechtes auf Leben zu betrachten, wenn gerade diese Person dem Betroffenen gegenüber eine spezielle »Garantenstellung« innehat.[74] Eben deshalb darf ein Arzt seinem Patienten, dem gegenüber ihm eine solche Garantenstellung in einem gewissen, rechtlich und möglicherweise vertraglich festgelegten Behandlungsrahmen zukommt, eine in diesem Rahmen liegende lebensrettende bzw. lebensverlängernde Behandlung nicht verweigern. Dies bedeutet aber offensichtlich nicht, daß eben dieser Rahmen nicht von der Gesellschaft durch ihre Rechtsordnung im einzelnen definiert werden dürfte.
Daß sich ein solches Recht der Gesellschaft kaum leugnen läßt, kann man sich an einem einfachen, hypothetischen Beispiel klarmachen. Angenommen, man kann Patienten bei irreversiblem Herzversagen mit Hilfe eines »künst-

72 Daß diese Unterscheidung gewöhnlich nicht in aller Deutlichkeit getroffen wird, ist ein weiterer Grund für die Fruchtlosigkeit vieler Kontroversen um die Behandlung der Wachkoma-Patienten.

73 Vgl. oben S. 12 ff.

74 Vgl. auch schon S. 59 f.

lichen Herzens« noch für ein paar Monate in einem äußerst reduzierten Zustand am Leben erhalten. Die Anschaffungskosten dieses Apparates betragen jedoch zehn Millionen DM, seine täglichen Betriebskosten zehntausend DM. Da etwa jeder zehnte Bürger am Lebensende den Apparat in Anspruch nehmen könnte, wären die Kosten seiner flächendeckenden Anschaffung und Einsetzung enorm; eine erhebliche finanzielle Mehrbelastung für jeden Beitragszahler des Gesundheitssystems wäre die Folge.

Warum sollten in diesem Fall nicht die Bürger selbst bzw. ihre politischen Repräsentanten zu dem Ergebnis kommen dürfen, daß ihnen die zehnprozentige Wahrscheinlichkeit einer Lebensverlängerung unter den genannten Umständen die gravierenden finanziellen Mehraufwendungen während ihrer normalen Lebenszeit nicht wert ist?

Wer eine solche Entscheidung in diesem hypothetischen Fall für legitim hält, muß konsequenterweise *prinzipiell* bereit sein, die Festlegung der Standards medizinischer Versorgung unter Umständen *auch* von Kostengesichtspunkten abhängig zu machen. Dies bedeutet natürlich nicht, daß Kostengesichtspunkte in jedem Fall den Ausschlag geben oder auch nur eine wesentliche Rolle spielen dürften. Offenbar muß die *primäre* Frage immer lauten, welchen *Wert* die betreffende kostenintensive Behandlung für die Patienten selbst noch hat.

Ganz wesentlich scheint mir in dieser Hinsicht der folgende Punkt zu sein: In einer Gesellschaft mit prinzipiell gleichen Rechten aller Bürger darf die Entscheidung über die Standards medizinischer Versorgung nicht ad hoc von den Gesunden über das Schicksal der bereits Kranken, der Betroffenen gefällt werden. Es muß vielmehr so sein, daß die Gesunden im Wege der Abwägung ihrer eigenen mittel- und langfristigen Interessen bestimmen, was sie im Zustand der Gesundheit *für sich selbst im Falle späterer Krankheit* aufzuwenden willens sind.

Durch ein solches Entscheidungsverfahren wird insbesondere der nicht selten erhobene Einwand entkräftet, Gesichtspunkte der Kostenersparnis dürften in Fragen medizinischer Versorgung schon deshalb keine Rolle spielen, weil hier unvermeidlich die Gesunden über die Kranken bzw. die Nichtbehinderten über die Behinderten – kurz: die Starken über die Schwachen – entscheiden würden. Denn absolut niemand, der heute stark und gesund ist, kann selbst bei optimaler Konstitution ausschließen, daß er selbst eines Tages, ja urplötzlich – etwa infolge eines Verkehrsunfalls – schwach oder behindert sein wird.
So gesehen, muß die Antwort auf die in unserem Beispielsfall (S. 120) aufgeworfene Frage nach dem Bestehen einer Behandlungspflicht gegenüber dem Koma-Patienten A wie folgt lauten: Solange die Gesellschaft nicht in der skizzierten Weise und auf demokratischem Wege generelle Grenzen einer Behandlungspflicht gegenüber Koma-Patienten festgelegt hat, muß A, solange er »lebt«, d. h. nicht unter die Todesdefinition fällt, eine nach den vorhandenen Möglichkeiten optimal lebensverlängernde Behandlung erfahren. Dies schließt aber nicht aus, daß in Zukunft eine generelle (zeitliche und/oder qualitative) Behandlungsbegrenzung gegenüber Koma-Patienten vom Gesetzgeber festgelegt wird und von diesem Zeitpunkt an auch für den individuellen Arzt Verbindlichkeit gewinnt.
In diesem Zusammenhang hat sich jeder für sich selbst die Frage vorzulegen, was es ihm wert ist, als eventueller Koma-Patient über Monate oder Jahre mit einer immer geringer werdenden Chance des Erwachens aus dem Koma am Leben gehalten zu werden. Aufgabe der Fachmedizin aber ist es, die Gesellschaft über die genaue Natur dieses Zustands, Aufgabe der Gesundheitsökonomie, sie über die betreffenden Behandlungskosten so präzise und umfassend wie möglich aufzuklären.

8. Mehr Schaden als Nutzen?

Bislang habe ich die Thematik der Sterbehilfe vorwiegend unter einem grundsätzlichen Aspekt behandelt: Welche Regelung dieser Thematik läßt sich insofern legitimieren, als sie im Einklang steht mit jenen rechtsethischen Prinzipien, die einer grundsätzlich liberalen, an den Interessen des einzelnen orientierten Sichtweise entsprechen? Es bleibt nun noch zu erörtern, wie sich die im Vorangehenden von mir verteidigte Konzeption einer unter bestimmten Voraussetzungen legitimen Sterbehilfe, falls in das geltende Recht aufgenommen, in der sozialen Realität bewähren würde. Würden die Vorteile (der Nutzen) dieser oder einer ähnlich liberalen Konzeption, sofern in den Rang einer rechtlichen und sozialen Regelung erhoben, möglicherweise von ihren Nachteilen (ihrem Schaden) überwogen?

Diese Fragestellung hat zwei unterschiedliche Aspekte: 1. Sind gewisse, geltend gemachte Nachteile einer solchen Regelung tatsächlich zu erwarten? 2. Überwiegen diese Nachteile tatsächlich die ebenfalls zu erwartenden Vorteile der Regelung? Während hinsichtlich bestimmter Nachteile (z. B. des Nachteils einer Neuauflage der Nazi-Euthanasie) die Antwort auf die erste, nicht aber die Antwort auf die zweite Frage auf den ersten Blick als zweifelhaft erscheint, trifft auf bestimmte andere Nachteile (z. B. den Nachteil von gewissen Fehlern bei der Anwendung der betreffenden Regelung) das Gegenteil zu. Nur dann, wenn beide Fragen im Ergebnis eine positive Antwort verdienen, kann dies als stichhaltiger Einwand gegen eine liberale Sterbehilfekonzeption gelten.

Beginnen wir mit der ersten Frage: Sind gewisse, geltend gemachte Nachteile einer Freigabe der Sterbehilfe tatsächlich zu erwarten? Das schlimmste Szenario, das einige

Autoren uns in diesem Zusammenhang vor Augen führen, ist sicher das einer neuen Nazi-Euthanasie. Im Rahmen der Euthanasieaktion der Nationalsozialisten wurden bekanntlich innerhalb weniger Jahre Zehntausende unschuldiger Menschen unter Mißachtung ihres Rechtes auf Leben mit der Begründung ihrer sozialen oder völkischen »Nutzlosigkeit« ermordet.[75] Es mag zwar der Fall sein, daß von dieser Aktion *auch* einige Individuen erfaßt wurden, deren Tötung unter dem Gesichtspunkt einer humanen Sterbehilferegelung vertretbar gewesen wäre. Eigentliches Kriterium für die Zulassung der Tötung war jedoch gerade nicht das Interesse der Betroffenen selbst, sondern das (sei es tatsächliche oder angebliche) Interesse der »Volksgemeinschaft«.
Die Zulassung einer humanen Sterbehilfe mit der nationalsozialistischen Euthanasiepraxis gleichzusetzen[76], ist angesichts dieser Fakten absurd und spricht nur für die ideologische Befangenheit derer, die dies tun. Ebensogut könnte man beispielsweise behaupten, eine Freigabe der Abtreibung auf Wunsch der Schwangeren sei gleichzusetzen mit einer staatlichen Zwangsabtreibung aller Ungeborenen ohne »arische« Gene.
Nicht ganz so absurd ist die zwar tendenziell ähnliche, aber mit der Gleichsetzungsthese nicht identische Behauptung, eine Zulassung der Sterbehilfe wie die von mir befürwortete sei jedenfalls so etwas wie der erste Schritt auf einer abschüssigen Bahn, die letzten Endes unvermeidlich in eine Neuauflage der Nazi-Euthanasie münden werde. Zur Unterstützung dieser Behauptung wird häufig gesagt, schließ-

75 Siehe im einzelnen Schmuhl 1987.

76 Dies geschieht beispielsweise, wenn in dem von dem Philosophen Robert Spaemann und anderen verfaßten *Kinsauer Manifest* in bezug auf die gegenwärtige Sterbehilfediskussion behauptet wird: »Fünfzig Jahre nach Hitlers Mordprogramm hat die Kampagne für Euthanasie in unserem Land wieder begonnen«. (Der Text ist z. B. abgedruckt in: Rest 1992, 171 ff.) Vgl. auch schon oben S. 9 f. und S. 12 f.

lich sei auch die Nazi-Euthanasie auf Konzepte renommierter Wissenschaftler zurückgegangen und außerdem von den Nazis selbst zunächst durch die Propaganda einer an humanen Zielen orientierten Sterbehilfe in der Gesellschaft hoffähig gemacht worden. In diesem Zusammenhang wird insbesondere auf die 1920 erschienene Schrift *Die Freigabe der Vernichtung lebensunwerten Lebens* von Binding/Hoche sowie auf den 1941 in den deutschen Kinos gezeigten Spielfilm *Ich klage an* hingewiesen.[77]

Zu dieser Argumentation des »ersten Schritts« ließe sich manches Kritische sagen. Entscheidend ist nach meiner Auffassung der folgende Punkt. Eine Tötung von Menschen aus Gründen ihrer sozialen »Nutzlosigkeit« stellt – ganz anders als eine *Sterbehilfe* im Interesse der Betroffenen selbst – eine klare und eindeutige Verletzung ihres Rechts auf Leben dar. Ein Staat aber, der solches zuläßt oder gar in eigener Regie durchführt, hat aufgehört, ein freiheitlicher Rechtsstaat zu sein. Mit anderen Worten: Eine Euthanasieaktion wie die der Nationalsozialisten ist nur in einem totalitären Staat, der die individuellen Freiheitsrechte außer Kraft gesetzt hat, möglich. Nicht irgendwelche Plädoyers von Wissenschaftlern oder Politikern für Euthanasie in dieser oder jener Form, sondern ein totalitärer Staat war damals – und wäre in der Zukunft – die unabdingbare Voraussetzung einer derart menschenverachtenden Euthanasiepraxis. Es wäre aber eine völlige Überschätzung der allgemein-politischen Bedeutung der Sterbehilfethematik, in einer bestimmten, demokratisch zustande gekommenen Regelung dieser Thematik den ersten Schritt eines freiheitlichen Staates auf dem Weg zur Verfassungsrevolution zu erblicken.

So besitzt also die Behauptung, eine Freigabe der Sterbe-

77 Vgl. statt aller Tolmein 1990, 182ff., bzw. Spaemann 1990a, 8. Siehe generell zu Argumenten dieser Art die vorzüglichen Analysen von Hegselmann 1992 und Guckes 1997 (insbesondere 210ff.).

hilfe (wie beispielsweise in den Niederlanden) sei der Beginn einer neuen Nazi-Euthanasie und aus diesem Grunde abzulehnen, keinerlei Plausibilität. Daß diese Behauptung gleichwohl so häufig aufgestellt bzw. akzeptiert wird, muß andere Ursachen haben. In einigen Jahrzehnten werden wohl auch unsere Politiker und sonstigen Meinungsführer ähnlich über sie denken, wie sie heute über die Behauptung, eine Freigabe der Abtreibung sei der erste Schritt zur Freigabe der Kindstötung, denken würden.

Was aber die Botschaft eines Filmes wie *Ich klage an* betrifft, so hat diese sich – was immer die Nationalsozialisten sich von ihr erhofften – jedenfalls als völlig ungeeignet zu dem Zweck erwiesen, die nationalsozialistische Euthanasieaktion in der Gesellschaft hoffähig zu machen: Diese Aktion hat in der breiten Bevölkerung auch während des Dritten Reiches niemals Akzeptanz gefunden – was den für sie Verantwortlichen auch durchaus bewußt war. Nicht etwa ein gewandeltes Rechtsbewußtsein innerhalb der Bevölkerung, sondern ein terroristisches Regime war es, das den Euthanasiemorden der Nationalsozialisten den Weg bereitet hat.

Die in der heutigen Sterbehilfediskussion immer wieder angeführte Schrift von Binding/Hoche schließlich mag durchaus dazu beigetragen haben, in den dreißiger Jahren die Euthanasieabsichten in den Köpfen der Verantwortlichen entstehen zu lassen oder zu verstärken. Trotzdem ist der Versuch, hieraus einen Einwand gegen heutige, von Wissenschaftlern vorgeschlagene Sterbehilferegelungen abzuleiten, völlig abwegig. Nicht nur leben wir heute in Deutschland in einem demokratischen Rechtsstaat und haben deshalb, wie ausgeführt, eine Neuauflage der Nazi-Euthanasie nicht zu befürchten. Es ist darüber hinaus auch ein grotesker Fehlschluß, heutige Überlegungen und Vorschläge von Wissenschaftlern mit den Überlegungen und Vorschlägen von Binding/Hoche in denselben Topf zu werfen. Ganz unabhängig davon, ob die Euthanasie-Position von Binding/Hoche sich möglicherweise als ein Schritt auf dem Weg zur Nazi-Euthanasie erwies, ist sie auch schon deshalb abzulehnen und im höchsten Maß kritikwürdig, weil sie *als solche* – ganz unabhängig von ihren historischen Folgen – rechtsethisch unhaltbar und mit einer freiheitlichen Staatsverfassung unvereinbar ist.

Und zwar ist dies der Fall, weil Binding/Hoche in ihren Überlegungen zur Euthanasie eben nicht die individuellen Interessen der Betroffenen selbst als allein maßgeblichen Gesichtspunkt gelten lassen, sondern zumindest *auch* auf die Kollektivinteressen der Volksgemeinschaft abstellen. Dies wird besonders in dem Beitrag des Psychiaters Hoche deutlich: Die von ihm als »Idioten« bezeichneten schwer Geisteskranken, deren Freigabe zur Vernichtung er fordert, sind in seiner Sicht bloße »Ballastexistenzen«. Ihre Versorgung sei »in den verflossenen Zeiten des Wohlstands« zwar noch hinnehmbar gewesen; sie sei inzwischen angesichts der Überlegung, »welches ungeheure Kapital in Form von Nahrungsmitteln, Kleidung und Heizung dem Nationalvermögen für einen unproduktiven Zweck entzogen wird«, aber nicht mehr tragbar. Insbesondere verurteilt Hoche das Bestreben, »möglichst auch die Schwächlinge aller Sorten zu erhalten« und selbst »minderwertigen Elementen Pflege und Schutz angedeihen zu lassen«.[78]

Es ist richtig, daß Hoche damit die Zielsetzung der Nationalsozialisten vorweggenommen hat. Es bedarf jedoch keiner näheren Ausführungen, daß eine derartige Form der »Euthanasie« den Prinzipien einer humanen, den Betroffenen im eigenen Interesse gewährten »Sterbehilfe« diametral entgegengesetzt ist. Aus der Tatsache aber, daß es sich bei den unhaltbaren und unheilvollen Vorschlägen von Binding/Hoche zur Liberalisierung des Tötungsverbots um die

78 Siehe Binding/Hoche 1920, 54f.

Vorschläge von Wissenschaftlern handelt, einfach zu folgern, daß auch die Vorschläge *anderer* Wissenschaftler zur Liberalisierung des Tötungsverbots *zum Zweck der Sterbehilfe* nur unhaltbar und unheilvoll sein könnten (nach dem Motto »Auch die Nazi-Euthanasie wurde bekanntlich von Wissenschaftlern vorbereitet«), ist grotesk.
Es ist einfach falsch, eine an einer humanen Zielsetzung orientierte Zulassung der Sterbehilfe als ersten Schritt zu einer neuen Nazi-Euthanasie zu betrachten und dementsprechend zu verdammen. Weitaus ernster zu nehmen ist jedoch ein anderer Einwand, der ebenfalls an die realen Folgen einer Liberalisierung des Tötungsverbots zum Zweck der Sterbehilfe anknüpft. Dieser Einwand lautet: Eine Freigabe der Sterbehilfe läßt sich in der Praxis nicht auf die wirklich legitimen Fälle des Tötens, wie sie von der betreffenden Regelung ausdrücklich gedeckt werden, beschränken. Bei einer formellen Legalisierung der Sterbehilfe wird vielmehr ein gewisser Dammbruch im *allgemeinen* Schutz des menschlichen Lebens eintreten. Solche Phänomene wie bewußter Mißbrauch der Regelung, Laxheit bei der genauen Befolgung ihrer Voraussetzungen und Fahrlässigkeit bei der Ermittlung der entscheidungsrelevanten Umstände werden die normativen Sicherungen des Lebensschutzes in der Realität auch in Fallbereichen unterminieren, in denen eine Sterbehilfe gar nicht in Betracht kommt.
Anders als im Fall des Einwands der drohenden Nazi-Euthanasie, der auf die Gefahr einer gezielten Aktion des Staates selbst – einer Aktion auf der Ebene der Normgebung – gegen das individuelle Lebensrecht abstellt, wird die entsprechende Gefahr im Rahmen des vorliegenden Einwandes in der Normanwendung bzw. Normbefolgung durch die Normadressaten erblickt. Ein solcher Einwand ist prinzipiell ernst zu nehmen, weil jedenfalls seine faktische Prämisse – gewisse Fehler und Mißbräuche bei der

Normanwendung bzw. Normbefolgung – ohne Zweifel ein hohes Maß an Wahrscheinlichkeit für sich hat. Die entscheidende Frage stellt sich auf diesem Hintergrund jedoch wie folgt: Sind die betreffenden negativen Folgen, mit denen man zu rechnen hat, so zahlreich und gravierend, daß sie die unbestreitbaren Vorzüge der ins Auge gefaßten Regelung überwiegen? Nur wenn dies zutrifft, kann der Einwand im Ergebnis als stichhaltig gelten.

Daß auch im Fall von Fehlern und Mißbräuchen eine Abwägung unerläßlich ist, können wir uns leicht an folgendem Beispiel verdeutlichen: Das Töten in Notwehr ist erlaubt, obschon diese Erlaubnis in der Praxis zweifellos auch strafbare Tötungen unter dem bloßen Vorwand oder unter der irrtümlichen Annahme einer Notwehrsituation zur Folge hat. Der Grund für diese Regelung liegt darin, daß sie unbestreitbar auch positive Auswirkungen hat und daß diesen gegenüber den genannten negativen Auswirkungen alles in allem das größere Gewicht beigemessen wird. (Vgl. auch schon oben S. 40.)

Wie sind nun im Fall der zur Debatte stehenden Liberalisierung des Sterbehilferechts Vorzüge auf der einen und Nachteile (insbesondere Mißbrauchs- und Irrtumsgefahren) auf der anderen Seite zu gewichten? Diese Frage ist aus zwei Gründen kaum definitiv zu beantworten. Zum einen läßt sich das *Ausmaß* der zu erwartenden Nachteile und Vorteile einer nicht schon in Geltung befindlichen Regelung nicht zuverlässig voraussagen. Und zum anderen ist die Frage der Gewichtung von Vor- und Nachteilen einer Regelung eine normative Frage, deren Beantwortung letztlich auf eine Wertung hinausläuft.

Das bedeutet jedoch nicht, daß die betreffenden Annahmen und Wertungen notwendig eine Sache bloßen Beliebens wären. Es gibt vielmehr durchaus rationale Gesichtspunkte und Argumente, an denen sich diese Annahmen und Wertungen, um als *aufgeklärt* gelten zu können, orientieren sollten. Den wichtigsten dieser Gesichtspunkte und Argumente wollen wir uns nun zuwenden.

Was die Nachteile einer gewissen Freigabe der aktiven Sterbehilfe und ihr Ausmaß angeht, so wird von den Gegnern einer solchen Freigabe gern auf die in den vergangenen Jahren in den Niederlanden gemachten Erfahrungen verwiesen. Aus diesen Erfahrungen qualitativer wie quantitativer Natur, die in mehreren, auf umfassenden Umfragen unter Ärzten basierenden Studien dokumentiert sind[79], lassen sich in Wahrheit jedoch *keinerlei* zuverlässige Schlüsse auf die tatsächlichen Folgen der Liberalisierung in den Niederlanden ziehen. Dies ist aus dem einfachen Grund der Fall, daß es keine vergleichbaren Studien über die Zeit *vor* der Liberalisierung gibt. Wir können deshalb insbesondere gar nicht wissen, ob die Summe der tatsächlich dokumentierten negativen Erfahrungen *nach* der Liberalisierung – etwa in Form von Mitleidstötungen ohne Ermächtigung seitens der Betroffenen – auch wirklich eine *Folge* der Liberalisierung ist; möglicherweise wären derartige Sachverhalte ja auch schon *vor* der Liberalisierung – im gleichen oder sogar in einem höheren Ausmaß – dokumentierbar gewesen.[80]

Aus demselben genannten Grund sind auch keine Vergleiche zwischen den Niederlanden *nach* der Liberalisierung und einem anderen, ähnlichen Land – etwa Deutschland – *vor* einer denkbaren Liberalisierung möglich: Es gibt keine entsprechend umfassenden Untersuchungsergebnisse zu der Thematik aus einem anderen Land. Dies gilt besonders auch für Deutschland. Wir haben deshalb keinen rationalen Grund zu der Annahme, in Deutschland gebe es derzeit – in Relation zur Gesamtzahl der Todesfälle – weniger Fälle

79 Eine vorzügliche, prägnante Darstellung aller wesentlichen Fakten in deutscher Sprache bietet Gordijn 1997.

80 Für eine Bewertung der vorliegenden Umfrageergebnisse siehe etwa Birnbacher 1995b, 361 ff., Leist 1996, 26 ff., Singer 1994, Kap. 7, und Quill 1994, 190 ff. Besonders aufschlußreich hierzu Kuhse 1996.

ethisch illegitimer und strafbarer Sterbehilfe als in den Niederlanden.[81] Was wir tatsächlich mit einer gewissen Wahrscheinlichkeit annehmen dürfen, ist, daß es bei uns weniger Fälle ethisch *legitimer* Sterbehilfe gibt. Denn eine solche Sterbehilfe ist bei uns anders als in den Niederlanden nach wie vor strafbar – was mit hoher Wahrscheinlichkeit zumindest einen *gewissen* Abschreckungseffekt zur Folge hat.

Die Unterstellung, daß die soziale Wirklichkeit in Deutschland von Akten illegitimer Sterbehilfe derzeit noch frei sei, muß als blauäugig, wenn nicht gar als heuchlerisch bezeichnet werden. Sie wird nicht nur durch eine Reihe von Einzelfällen in unseren Krankenanstalten widerlegt, die in den letzten Jahren an die Öffentlichkeit gedrungen sind. Sie muß auch auf dem Hintergrund einer im Jahr 1996 veröffentlichten Umfrage unter deutschen Ärzten als durchaus unwahrscheinlich bezeichnet werden. Diese Umfrage ist zwar in qualitativer wie in quantitativer Hinsicht mit den oben erwähnten niederländischen Umfragen nicht vergleichbar, aber trotzdem in manchen Punkten aufschlußreich.[82] Zunächst einmal fällt auf, daß das holländische Modell unter den deutschen Ärzten keineswegs auf einhellige Ablehnung stößt: »Etwa jeder dritte ... würde eine Übernahme oder Erprobung in Deutschland hinnehmen oder begrüßen – und ebenso jeder dritte kann sich vorstellen, aus humanitären Gründen auch aktive Sterbehilfe leisten zu wollen«.

Aber auch im Hinblick auf die tatsächliche Praxis der deutschen Ärzte zeigt sich: »Die ethischen Debatten, ob und

81 Es sei in diesem Zusammenhang vorausgesetzt, daß die in den Niederlanden vollzogene Liberalisierung des Sterbehilferechts jedenfalls im wesentlichen ethisch legitimierbar ist. Inwieweit man für illegitime Tötungen überhaupt den Begriff der »Sterbehilfe« verwenden will, ist eine terminologische Frage, die hier offen bleiben kann.

82 Siehe für die folgenden Zitate den Bericht in: *Stern* 1996, Nr. 49, S. 69 ff.

wann Todkranke von ihren Leiden durch Ärzte erlöst werden dürfen, wurden vom Pragmatismus eingeholt. Viele Mediziner haben offenbar stillschweigend längst mit der Spritze abgestimmt«. Und zwar zeigt sich dies im Hinblick sowohl auf die direkte als auch auf die indirekte aktive Sterbehilfe. So hat jeder zehnte Arzt es schon »erlebt«, daß ein Patient von einem Arzt »eindeutig absichtlich getötet« wurde. Und mehr als jeder zweite Arzt praktiziert »bei Bedarf« indirekte Sterbehilfe durch hochdosiertes Morphium.

Bei der Würdigung dieser Befunde ist folgendes zu bedenken. 1. Die betreffenden Akte *direkter* Sterbehilfe sind zwingend als strafbare Handlungen anzusehen. 2. Die betreffenden Akte *indirekter* Sterbehilfe sind nach herrschender juristischer Auffassung – jedenfalls unter bestimmten Umständen – *nicht* als strafbare Handlungen anzusehen. 3. Die Grenze zwischen den beiden Formen aktiver Sterbehilfe ist in der Praxis eine äußerst verschwommene. Mit Recht schreibt der Autor des Berichts in bezug auf die indirekte Sterbehilfe: »Juristisch gesehen kommt es lediglich darauf an, daß die Absicht der Schmerzbekämpfung im Vordergrund steht«. Der wissenschaftliche Leiter der Umfrage wird mit der Erfahrung zitiert: »Es ist eine Grauzone, in der sich immer mehr Ärzte bewegen«.

Die Umfrage zeigt also unmittelbar, daß die Dunkelziffer bei *illegalen* Akten ärztlicher Sterbehilfe in Deutschland offenbar – kaum ein solcher Akt kommt bekanntlich vor Gericht – immens sein muß. Sie zeigt mittelbar aber auch noch etwas weiteres, nämlich über die Verbreitung von Akten *illegitimer* Sterbehilfe: Man wird sicher nicht die These vertreten können, daß sämtliche der betreffenden illegalen Sterbehilfeakte gleichwohl – im Sinne der etwa in den Niederlanden geltenden oder der in dieser Schrift vertretenen Kriterien – ethisch legitim waren, also eine Bestrafung eigentlich gar nicht verdienten. Man braucht dabei keineswegs zu unterstellen, daß Ärzte unter dem Deckmantel der Sterbehilfe in mörderischer Absicht töten. Es genügt die realistische Annahme, daß Menschen in Grenzbereichen oft recht unterschiedliche und zudem wenig durchdachte moralische Vorstellungen haben und deshalb nur durch eine festgeschriebene, für jedermann verbindliche Regelung von fatalen Fehlentscheidungen abgehalten werden können.

Zu bedenken ist in diesem Zusammenhang außerdem, daß in der deutschen Ärzteschaft das generelle Prinzip der Behandlungshoheit des Patienten bedauerlicherweise keinen sehr hohen Stellenwert besitzt und nicht selten von einer paternalistischen Einstellung gegenüber dem Patienten verdrängt wird (vgl. oben S. 84 ff.). Ärzte aber, die generell dazu tendieren, Behandlungen einzuleiten oder fortzusetzen, abzubrechen oder zu unterlassen primär danach, was »nach ärztlicher Erkenntnis« entweder »angezeigt« oder aber »sinnlos« ist, werden diese Einstellung wohl kaum auf den Bereich der *passiven* Sterbehilfe beschränken. Sie werden vielmehr sehr wahrscheinlich auch im Bereich der *aktiven* Sterbehilfe (sofern sie zu jenen Ärzten gehören, die diese – in direkter oder indirekter Form – praktizieren) ihre paternalistische Grundeinstellung nicht völlig verleugnen. Mit anderen Worten: Sie werden auch in jenen Fällen nicht grundsätzlich und ausnahmslos jede aktive Sterbehilfe ablehnen, in denen es an einer Ermächtigung seitens des Betroffenen fehlt. Dieses Vorgehen aber ist, wie wir sahen, eindeutig illegitim und strafwürdig.

Nach alledem gibt es bereits jetzt in Deutschland eine beträchtliche Verbreitung sowohl illegaler als auch illegitimer Sterbehilfe. In der sozialen Realität ist also der »Damm« des unbedingten Lebensschutzes im Bereich der Sterbehilfe längst »gebrochen«. Natürlich wäre dies allein kein Grund, diesen Dammbruch nun auch noch zu legalisieren und damit in der Realität noch zu vergrößern. Wir dürfen jedoch nicht vergessen, daß der Damm des Lebensschutzes, soweit er eine ethisch *legitime* Sterbehilfe verhindert, von dem hier vertretenen Standpunkt aus gerade möglichst weit geöffnet werden *sollte*: Er schadet dem Individuum bei der Verwirklichung seiner Interessen, anstatt ihm zu helfen. Wer bereits diese Form des Dammbruchs für ein Unglück hält, muß konsequenterweise schon meiner in den ersten 3 Kapiteln dieses Buches vertretenen Grundposition widersprechen. Im vorliegenden Kapitel geht es ja allein um die Wahrscheinlichkeit und die Gewichtung negativer sozialer Nebenwirkungen einer als solcher gerechtfertigten Liberalisierung des Sterbehilferechts. Es geht also um den Damm des Lebensschutzes, soweit er eine ethisch *illegitime* Sterbehilfe verhindert.

Wird aber auch dieser Damm, der, wie wir sahen, ebenfalls bereits erhebliche Risse zu haben scheint, durch die Zulassung einer als solcher legitimen Sterbehilfe weiter beschädigt? Genauer gefragt: Führt die Legalisierung ethisch legitimer Sterbehilfe in der Realität zu einem Anwachsen nicht nur legitimer, sondern auch illegitimer Sterbehilfe?

Diese Frage kann, wie wir sahen, nicht definitiv beantwortet werden. Wer ihre Bejahung aber, wie dies unter den Gegnern aktiver Sterbehilfe üblich ist, einfach als selbstverständlich voraussetzt, kann dies nur aus ideologischer Voreingenommenheit heraus tun: Jedes Argument ist ihm recht, wenn es nur das betreffende – bereits im vorhinein als unumstößliches Dogma feststehende – Resultat stützt. Dieses Resultat lautet: Jede direkte aktive Sterbehilfe ist unter allen Umständen zu verbieten. Ebensogut könnte man in einem katholischen Weltanschauungsstaat, der den Sexualverkehr zwischen Unverheirateten bestraft, argumentieren, eine Liberalisierung in diesem Punkt werde mit unvermeidlicher Notwendigkeit zu einem Anstieg der Vergewaltigungen führen.

In Wahrheit spricht bei einer unvoreingenommenen Betrachtung der folgende Gesichtspunkt sogar für das Gegenteil. Eine engumrissene Erlaubnisnorm aktiver Sterbehilfe, die in ihrer Begründung rational nachvollziehbar ist, dürfte in der Realität leichter zu befolgen sein als die unterschiedslose Verdammung *jeder* aktiven Sterbehilfe. Wo irrationale Tabus illegalerweise gebrochen werden, wird nicht selten über das Ziel hinausgeschossen. Bei der Normanwendung wie bei der Normbefolgung sind gerade dann, wenn es an klaren und nachvollziehbaren Grenzen mangelt, Fehler und Übertretungen vorprogrammiert. Es ist deshalb durchaus möglich, daß eine Liberalisierung der Sterbehilfe zwar gewisse ethisch illegitime Akte der Sterbehilfe provoziert, aber gleichzeitig eine noch größere Anzahl anderer solcher Akte verhindert. In diesem Fall wären also die »Mißbrauchsgefahren« einer Liberalisierung der Sterbehilfe tatsächlich geringer als die »Mißbrauchsgefahren« eines kompromißlosen Verbots.

Ein in der Zunahme der Gesamtmenge ethisch illegitimer Akte der Sterbehilfe liegender Schaden ist als Folge einer gewissen Liberalisierung der Sterbehilfe deshalb weder selbstverständlich noch auch nur wahrscheinlich. Doch selbst wenn er wahrscheinlich wäre, müßte weiter gefragt werden, ob dieser Schaden auch tatsächlich groß genug ist, um den mit der Liberalisierung *unmittelbar* verbundenen *Nutzen* aufzuwiegen. Nur wenn dies der Fall wäre, wäre das betreffende Argument gegen die Liberalisierung tatsächlich schlüssig.

Auch dieser Punkt wird von den Gegner aktiver Sterbehilfe gewöhnlich ignoriert. Muß wirklich die drohende Gefahr einer gewissen Anzahl von Akten ohne Ermächtigung durchgeführter, also illegaler *und* illegitimer Sterbehilfe gegenüber todkranken Patienten als hinreichender Einwand gegen eine Liberalisierung der Sterbehilfe angesehen werden, wenn durch diese Liberalisierung vielleicht einer zehnfachen Anzahl von Patienten in einer hoffnungslosen

Situation ein selbstbestimmtes Sterben ermöglicht wird? Ein Gesetzgeber, der dies von vornherein so beurteilt, müßte sich doch wohl vorhalten lassen, daß er entweder von der Legitimität der letztgenannten Fälle nicht wirklich überzeugt ist oder daß er den Einsatz aller rechtsstaatlichen Mittel scheut, um die Anzahl von Fällen der erstgenannten Art durch wirksame Strafsanktionen zu reduzieren. *Ungerechtfertigte* Tötungen, auch wenn sie als Akte der Sterbehilfe bezeichnet oder unter dem Deckmantel der Sterbehilfe begangen werden, sind keine bloßen Kavaliersdelikte; sie sollten ausnahmslos und konsequent mit allen Mitteln des Rechtsstaats bekämpft werden.

Muß man es nicht als heuchlerisch bezeichnen, wenn dieselben Leute, die in der bloßen Möglichkeit von Akten illegitimer Sterbehilfe einen entscheidenden »Dammbruch« des Lebensschutzes erblicken, unter demselben Gesichtspunkt des Lebensschutzes anscheinend keine Bedenken haben gegen die öffentliche Veranstaltung gewisser Extremsportarten wie z. B. Autorennen, bei denen einige Individuen für Millionengagen einem zahlungswilligen Publikum den Nervenkitzel eines Spiels mit dem Tod bieten? Was liegt *hier* in der anderen Schale der Waage, das den Tod der Opfer solcher Spektakel aufwiegen könnte? Und was geschieht in unserer Gesellschaft, um die erschreckende Zahl von jährlich zehn- bis zwanzigtausend Selbsttötungen – begründete Bilanzsuizide machen nur einen geringen Anteil von ihnen aus – zu verringern?

Aber ist eine Liberalisierung des Sterbehilferechts überhaupt, wie von mir angenommen, von irgendeinem realen Nutzen für die unmittelbar Betroffenen? Nicht selten wird dies von den Gegnern einer Liberalisierung mit im Kern folgender Argumentation bestritten. Es bestehe, so wird gesagt, bei Licht besehen keinerlei Bedarf für eine Durchführung aktiver Sterbehilfe. Deshalb sei jede Liberalisierung einerseits ganz überflüssig, andererseits jedoch zumindest potentiell gefährlich. Also sei sie abzulehnen. Warum aber wird hier angenommen, daß für eine aktive Sterbehilfe eigentlich kein Bedarf besteht, ihre Legalisierung also ohne positive Folgen bleibt?

Diese Annahme wird in der Regel mit der These begründet, unter Bedingungen einer adäquaten Therapie und Betreuung äußere kein Patient überhaupt den *Wunsch* nach Sterbehilfe. Sofern ein solcher Wunsch in der Realität geäußert werde, brauche der Betreffende »intensive Zuwendung, um die Wahrheit zu erfahren, daß auch sein Leben nicht sinnlos ist«. So könne auch ein Selbsttötungsversuch immer nur als »ein ›Unfall‹ und ein Hilfeschrei« verstanden werden.[83] Es sei davon auszugehen, daß »Sterbende nicht die 'erlösende' Todesspritze, sondern etwas ganz anderes, nämlich menschliche Zuwendung und wirksame Schmerzlinderung erwarten«. Der Autor dieser These beruft sich in diesem Zusammenhang auf die »Erfahrungen der Hospizbewegung«, die er wie folgt wiedergibt: »Wo wirksame Schmerzbekämpfung und menschliche Zuwendung dem Kranken die Möglichkeit zur persönlichen Gestaltung seines Sterbens geben, da taucht der Wunsch, den Sterbeprozeß durch eine bewußte Manipulation des Todeseintritts zu beschleunigen, nicht mehr auf«.[84]

Diese von kirchlicher Seite aufgestellten Behauptungen erfreuen sich inzwischen einer enormen Verbreitung. Es gibt kaum eine ablehnende Stellungnahme zur Liberalisierung der Sterbehilfe, die sich nicht – zumindest *auch* – auf diese oder ganz ähnliche Behauptungen stützt. Dies trifft insbesondere auch auf die gängigen Stellungnahmen unserer Ärztefunktionäre und Rechtsgelehrten zu. So heißt es beispielsweise im *Alternativentwurf eines Gesetzes über Sterbehilfe*: »Jedenfalls im Arzt-Patienten-Verhältnis würde die

83 So Gemeinsame Erklärung 1989, 109 bzw. 107.
84 So der Theologe Schockenhoff 1992, 108 f.

bestmögliche Versorgung schwerkranker sterbender Patienten und die notwendige Hilfe im Sterben das Problem der Tötung auf Verlangen weitgehend gegenstandslos machen«[85].

Sind derartige Behauptungen aber zutreffend? Ist der Wunsch nach Sterbehilfe, den ein schwer und unheilbar leidender Patient äußert, gewöhnlich nichts anderes als ein »Hilfeschrei«, dem prinzipiell durch Schmerzbekämpfung und Zuwendung entsprochen werden kann und sollte?

Es läßt sich wahrscheinlich nicht bestreiten, daß dies in manchen Fällen tatsächlich so ist. Die Frage ist aber, ob dies in allen oder jedenfalls fast allen Fällen so ist und sich deshalb praktisch *jeder* Wunsch nach Sterbehilfe, richtig verstanden, als gegenstandslos erweisen bzw. – in seinem »eigentlich gemeinten Sinn« – durch Schmerzbekämpfung und Zuwendung befriedigen läßt.

Ärztliche Fachleute, denen nicht aus weltanschaulichem Vorurteil heraus fast jedes Argument gegen eine freie Sterbehilfe recht ist, sind von einer bejahenden Antwort auf diese Frage gewöhnlich weit entfernt. So schreibt beispielsweise der bekannte südafrikanische Herzchirurg Christiaan Barnard: »Ich habe nur aus einem einzigen Grund niemals aktive Euthanasie betrieben, weil sie nämlich gesetzlich verboten ist. Aber ich habe oft genug am Bett eines Ster-

85 Alternativentwurf 1986, 34. Im Grunde vertreten die Verfasser sogar die Meinung, daß das Problem bereits weitgehend gegenstandslos *ist*. Sie schreiben nämlich einige Zeilen vor dem angeführten Zitat: »Die an dem Entwurf beteiligten Ärzte haben überzeugend dargelegt, daß nur in sehr seltenen Fällen Patienten ihren Arzt bitten, von ihm getötet zu werden«. In der oben angeführten Umfrage unter deutschen Ärzten aus dem Jahr 1996 heißt es demgegenüber, daß »jeder zweite« dieser Ärzte »bereits von Patienten ausdrücklich um aktive Sterbehilfe angefleht« wurde (siehe *Stern* 1996, Nr. 49, S. 72). Wenn die Verfasser des *Alternativentwurfs* gleichwohl recht hätten, müßte die Sterbebegleitung in den letzten zehn Jahren deutliche Rückschritte bei uns gemacht haben.

benden erkannt, wie nötig es wäre, manchem Patienten diese Hilfe zu gewähren. Wer behauptet, daß sich die Schmerzen eines Sterbenden immer lindern lassen, kennt entweder die Praxis nicht, ober es fehlt ihm einfach an Mitgefühl«[86]. Und der deutsche Internist Mathias Jung schreibt: »Nur die wenigsten Nichtmediziner in unserem Land haben wahrscheinlich eine Vorstellung davon, wievielen, dem Tode bereits nahen Menschen durch die bedingungslose Aufrechterhaltung des Tötungsverbots heute das Sterben qualvoll verlängert wird. Erst nach der Aufhebung dieses absoluten Verbots wird es auch in Deutschland möglich sein, den Weg zu einer humaneren Sterbewirklichkeit einzuschlagen«[87].

Es ist tatsächlich kaum vorstellbar, daß jene mehrere tausend Tötungen im Jahr, die niederländische Ärzte (und zwar die Mehrheit von ihnen, darunter vor allem Hausärzte) zum Zweck der Sterbehilfe vornehmen, durchweg auf eine Fehlinterpretation der betreffenden Patientenwünsche zurückgehen bzw. durch Schmerzbekämpfung und menschliche Zuwendung hätten vermieden werden können. Damit soll, um dies noch einmal ausdrücklich zu sagen, nicht bestritten werden, daß es Fälle, auf die dies zutrifft, geben mag. Soll allein deshalb aber *jede* Sterbehilfe verboten werden und damit auch denjenigen Patienten, auf die dies *nicht* zutrifft, diese Hilfe verweigert werden? Ja, ist denn wirklich anzunehmen, daß jenen Patienten, denen in ihrer Situation durch Schmerzbekämpfung und Zuwendung prinzipiell geholfen werden *könnte*, auch tatsächlich auf diese Weise geholfen *wird* – falls nur Sterbehilfe ausgeschlossen bleibt? Was nützt es einem Patienten, wenn es zwar unter idealen Bedingungen möglich wäre, seinem weiteren Leben noch einen Sinn für ihn zu geben, wenn diese

86 Barnard 1983, 113.
87 Jung 1995, 30.

Bedingungen tatsächlich aber unter den gegebenen Umständen nicht für ihn erfüllbar sind?
Die Behauptung, daß es Patienten, denen auch beim besten Willen der Beteiligten nicht geholfen werden *kann*, in Wahrheit gar nicht gebe, ist auch noch aus folgendem Grunde unhaltbar. Unter Bedingungen einer *optimalen* Schmerztherapie, von denen wir in unserem Land derzeit außerordentlich weit entfernt sind[88], lassen sich »bei neunzig Prozent der Patienten mit Tumorschmerz« die Schmerzen erheblich »lindern«[89]. Angesichts der restlichen zehn Prozent bedeutet dies aber für Deutschland: »Etwa 15000 Krebspatienten pro Jahr müssen unter furchtbaren Schmerzen zugrunde gehen«[90]. Dabei darf man nicht vergessen, daß nicht alle schwer und unheilbar leidenden Menschen Krebspatienten sind. Auch die Hospizbewegung mit ihren in vieler Hinsicht lobenswerten Einrichtungen kann an diesem Tatbestand nichts ändern: Es gibt in äußerst zahlreichen Fällen überhaupt keine »wirksame Schmerzbekämpfung« – und noch weniger eine wirksame Leidbekämpfung!

88 Zur deutschen Situation der Schmerztherapie im westeuropäischen Vergleich ist eine aufschlußreiche Tabelle abgedruckt in: Kuhlmann 1995, 117. Der führende deutsche Facharzt für Schmerztherapie, Professor Michael Zenz stellt fest: »Deutschland ist in der praktischen Schmerzbekämpfung sicherlich ein Entwicklungsland« (*Die Zeit* 1996, Nr. 39, S. 12).

89 So Professor Michael Zenz (*Die Zeit* 1996, Nr. 39, S. 12). Diese Aussage steht allerdings in merkwürdigem Kontrast zu der Tendenz des Interviews mit dem Wissenschaftler. Nicht nur lautet die Überschrift: »Schmerz muß nicht sein«. Die Überflüssigkeit einer erlaubten Sterbehilfe wird dem unaufmerksamen Leser außerdem durch die insoweit ausschließliche Fragestellung »Verlangen schmerzfreie Patienten nach Sterbehilfe?« (Anwort: »Die wenigsten Patienten, die symptomfrei sind, wollen sterben«) suggeriert: Jene Patienten, deren Schmerzen sich *nicht* ausreichend lindern lassen, sind plötzlich nicht mehr vorhanden!

90 So der Bericht im *Stern* 1996, Nr. 49, S. 78.

Natürlich ist nicht jeder schwer und nicht therapierbar leidende Mensch automatisch ein Fall für Sterbehilfe. Sterbehilfe kommt, wie wir sahen, nur dann in Betracht, wenn zu dieser Bedingung die Bedingung eines Sterbehilfewunsches des Betroffenen hinzukommt. Insofern wäre es nach wie vor denkbar, daß keiner von den Tausenden, an furchtbaren, nicht behebbaren Schmerzen leidenden Patienten – unter den speziellen Pflegebedingungen etwa eines Hospizes – überhaupt eine Sterbehilfe wünscht. Wie wahrscheinlich aber ist diese Annahme in bezug auf eine Gesellschaft, in der eine deutliche Mehrheit der Bevölkerung sich an das kirchlich-christliche Verbot jeder aktiven Tötung zum Zweck der Sterbehilfe offenbar nicht mehr gebunden fühlt und ausdrücklich eine rechtliche Freigabe der aktiven Sterbehilfe befürwortet[91]? Falls die oben wiedergegebene Annahme, wonach in Hospizen eine Sterbehilfe nie gewünscht wird, überhaupt zutreffen sollte: Hat hier nicht vielleicht die folgende Erklärung eines holländischen Arztes manches für sich: »Nur sehr wenige Menschen kommen auf die Idee, in einem vegetarischen Restaurant ein Steak zu verlangen«[92]? Man könnte dem hinzufügen: Wer ein Steak wünscht, tut gut daran, ein vegetarisches Restaurant zu meiden bzw. sich dafür einzusetzen, daß auch nichtvegetarische Restaurants eine staatliche Lizenz erhalten.

Es ist in hohem Maße bedauerlich, daß die *Deutsche Hospiz Stiftung* offenbar glaubt, ihr bewundernswertes Engagement für die Sterbebegleitung mit einer ganz und gar dogmatischen Ablehnung jeder aktiven Sterbehilfe ver-

91 Diese Mehrheit liegt, wie diverse Umfragen zeigen, seit Jahren konstant bei über 70%. (Für das Ergebnis einer Umfrage im Jahr 1990 siehe im einzelnen Kennedy 1991, Anhang. Nach in den Jahren 1994 und 1997 vom Emnid-Institut durchgeführten Umfragen lag die Mehrheit bei 76% bzw. 77% der Befragten.)

92 Zitiert nach Kennedy 1991, 44f.

knüpfen zu müssen. So definiert diese Institution eine ihrer wichtigsten Aufgaben wie folgt: »Die Deutsche Hospiz Stiftung möchte einen Damm gegen die aktive Sterbehilfe errichten«. Einige Sätze vorher jedoch wird es als ein Ziel der Hospizarbeit bezeichnet, den Sterbenskranken, falls erforderlich, in einem stationären Hospiz aufzunehmen – »unabhängig davon, ... woran er glaubt«[93]. Dies ist etwa so, als wollte man medizinische Einrichtungen schaffen, die jeder schwangeren Frau – »unabhängig davon, woran sie glaubt« – Betreuung und Hilfe anbieten und gleichzeitig jeden *Abbruch* einer Schwangerschaft kompromißlos verurteilen und zu verhindern suchen.[94]

Auf welchem intellektuellen Niveau die *Deutsche Hospiz Stiftung* (Schirmherrin: Uschi Glas) ihren Kampf gegen die aktive Sterbehilfe führt, zeigt schlaglichtartig die folgende Tatsache. Im April 1997 wurde in der deutschen Presse berichtet: »Die Zustimmung zur aktiven Sterbehilfe ist nach einer Emnid-Umfrage vom März, die die Deutsche Hospiz Stiftung in Auftrag gegeben hat, so gering wie nie zuvor. Nur noch 42 Prozent der Bevölkerung befürworten eine aktive Sterbehilfe. 1994 waren es über 80 Prozent. Unter Hinweis auf die Möglichkeiten der Palliativmedizin lehnten 35 Prozent der Befragten eine aktive Sterbehilfe ausdrücklich ab.«[95]

Tatsächlich ging dieser Bericht auf eine von der *Deutschen Hospiz Stiftung* in Auftrag gegebenen Bevölkerungsbefragung zurück, die in mindestens dreifacher Hinsicht als äußerst problematisch bezeichnet werden muß[96]. Erstens wurde der Befragung die irreführende Behauptung voran-

93 So die *Deutsche Hospiz Stiftung* in ihrer Informationsschrift *Palliativmedizin und aktive Sterbehilfe*, Dortmund 1997, S. 2 bzw. S. 1.

94 Vgl. im Sinne dieser Kritik auch das Zitat am Anfang des Vorworts (S. 7).

95 So, statt aller, *Ärzte Zeitung* 1997, Nr. 69, S. 4.

96 Siehe zum Folgenden die in Fußnote 93 genannte Informationsschrift, S. 4 f.

gestellt, die »wissenschaftlichen und praktischen Erfahrungen in der Schmerztherapie« hätten »gezeigt, daß eine weitestgehende Schmerzfreiheit bei Schwerstkranken möglich ist« (bei *einigen*, bei *vielen* oder bei *allen* Schwerstkranken?). Zweitens lautete die Fragestellung nicht etwa »Sind Sie für oder sind Sie gegen aktive Sterbehilfe?«, sondern »Befürworten Sie den Einsatz der Schmerztherapie oder sind Sie für aktive Sterbehilfe?«. (Zum Vergleich: »Befürworten Sie bei Patienten mit einem Raucherbein den Einsatz von Bewegungstherapie oder sind Sie für Beinamputation?«). Und drittens ist die Fragestellung »Sind Sie für aktive Sterbehilfe?« im vorliegenden Zusammenhang zweideutig. Sie kann sowohl bedeuten »Würden Sie selbst aktive Sterbehilfe in Anspruch nehmen wollen?« als auch »Befürworten Sie, daß aktive Sterbehilfe dem, der sie wünscht, geleistet werden darf?«. Der Unterschied zwischen diesen beiden Lesarten ist natürlich immens. Wer etwa für die Freigabe homosexueller Handlungen oder für die Freigabe des Konsums bestimmter Drogen ist, braucht deshalb keineswegs gewillt zu sein, jemals selbst homosexuelle Handlungen vorzunehmen oder Drogen zu konsumieren.

In Wahrheit fehlt für die Behauptung, in unserer Bevölkerung sei eine Mehrheit für die Freigabe aktiver Sterbehilfe neuerdings nicht mehr vorhanden, jeder stichhaltige Beleg. Und noch weniger begründet ist die Annahme, eine Liberalisierung der Sterbehilferegelung könne ohnehin heutzutage niemandem mehr zugute kommen und könne insofern in der Realität gar keine positiven Auswirkungen haben. Mich erinnert diese Annahme vielmehr in fataler Weise an die in der deutschen Abtreibungsdebatte der vergangenen Jahre nicht selten anzutreffende Behauptung, eine Freigabe der Abtreibung könne – ganz abgesehen vom Schicksal des Embryos – nicht einmal den betroffenen Frauen selber etwas nützen, da eine Abtreibung in aller Regel schwerste und langdauernde psychische Schäden zur Folge habe[97].

Natürlich kann jemand die positiven Auswirkungen einer Zulassung aktiver Sterbehilfe auch einräumen und trotzdem eine solche Zulassung ablehnen, weil er gewisse negative Auswirkungen ebenfalls für gegeben hält und diesen negativen Auswirkungen das größere Gewicht beimißt.

Die gravierendste negative Auswirkung für die Gesellschaft wäre sicher die eines Dammbruchs im allgemeinen Schutz des menschlichen Lebens. Wir haben die These einer solchen Auswirkung oben bereits kennengelernt und kritisch geprüft. Es gibt daneben aber noch einige weitere denkbare, negative Auswirkungen, die immer wieder in Argumenten gegen eine Freigabe der aktiven Sterbehilfe in der öffentlichen Diskussion behauptet werden. Da die betreffenden Behauptungen wohl jeder, der sich mit der Materie befaßt, schon gehört hat und da diese Behauptungen ohnehin nirgends näher begründet werden, kann bei der folgenden Erörterung auf Literaturbelege verzichtet werden.

Die am häufigsten behaupteten negativen Auswirkungen er betreffenden Art lauten: Druck auf die Schwerkranken in Richtung Sterbehilfe von seiten der Angehörigen zwecks Beendigung vielfältiger Belastungen; Druck auf die Schwerkranken in Richtung Sterbehilfe von seiten des Gesundheitssystems zwecks Kostenersparnis; Unumkehrbarkeit der Herbeiführung des Todes; Unkorrigierbarkeit von Irrtümern bei der Sterbehilfeentscheidung.

Ohne Zweifel sind alle diese Sachverhalte negativ zu bewerten. Ohne Zweifel sind die beiden letztgenannten Sachverhalte auch *Auswirkungen* einer Zulassung aktiver Sterbehilfe. Trifft dies auch auf die beiden erstgenannten Sachverhalte zu? Ausgeschlossen ist dies sicher nicht; ist es aber auch wahrscheinlich?

97 Zur Widerlegung dieses Argumentes siehe im einzelnen Hoerster 1995a, 148 ff.

Was den Druck von seiten der Angehörigen angeht, so wird es vermutlich solche Fälle geben. Solange hierzu jedoch keine empirischen Untersuchungen über ihre relative Häufigkeit im Gesamtzusammenhang aller Wünsche nach Sterbehilfe vorliegen, wird man den betreffenden »Schaden« kaum sehr stark gewichten können. Bloße Spekulationen können nüchterne Fakten nicht ersetzen. Außerdem: Welches Maß an Aufwertung ihrer verbleibenden Lebensqualität können schwer und unheilbar Leidende wohl von einer Sterbebegleitung durch solche Angehörige erwarten, die von ihnen im Grunde möglichst bald befreit sein möchten?

Entsprechendes gilt für einen durch die Möglichkeit einer aktiven Sterbehilfe bei Schwerkranken nicht von außen hervorgerufenen, sondern von innen entstehenden Druck, den Angehörigen nicht länger zur Last zu fallen. Auch hier fehlen die empirischen Belege; und auch hier muß man fragen, was der Beistand von Angehörigen wert ist, den man nur mit schlechtem Gewissen in Anspruch nehmen kann.

Bei vorurteilsloser Betrachtung scheint mir ein ganz anderer psychischer Druck auf seiten alter und kranker Menschen viel wahrscheinlicher zu sein: die Angst vor einem bevorstehenden Zustand des Leidens und der negativen Lebensqualität, der gleichzeitig ein Zustand der Hilflosigkeit und einer darauf beruhenden Unfähigkeit ist, seinem Leben selbst ein Ende zu machen. Nicht zuletzt diese Angst ist es wohl, welche die überproportional große Zahl von Selbsttötungen – und zwar auch solchen Selbsttötungen, die nicht als Bilanzsuizide gelten können – von alten Menschen erklärt. Die betreffende Angst aber würde vielen dieser alten Menschen genommen sein, wenn sie die Sicherheit besäßen, daß, falls der gefürchtete Zustand in Zukunft eintreten sollte, sie auf Wunsch ihr Leben auf eine humane Weise beenden bzw. beenden lassen können. Eine offene Zulassung aktiver Sterbehilfe kann insofern dazu beitragen, unsinnige Suizide alter und kranker Menschen gerade zu verhindern und den in einem Teil der Fälle gleichwohl später selbstgewählten Tod zumindest aufzuschieben. Wer die Realität sinnlosen Leidens und sinnlosen Lebens einfach leugnet, hilft dadurch nicht unbedingt den von dieser Realität bedrängten Menschen.

Ein eindeutiger Fehlschluß aber scheint der Behauptung eines Druckes von seiten des Gesundheitssystems zwecks Kostenersparnis zugrunde zu liegen. An einer solchen Kostenersparnis könnten unmittelbar allein die Krankenkassen interessiert sein. Doch nicht die Krankenkassen sind es, die gemeinsam mit den Patienten die betreffenden Sterbehilfeentscheidungen zu treffen haben, sondern die Ärzte. Die Ärzte bzw. ihre Krankenhäuser verdienen jedoch gerade an der weiteren – gewöhnlich sehr kostenintensiven – *Behandlung*, nicht aber an der Tötung ihrer Patienten! Die Gefahr einer Überlagerung von humanen durch finanzielle Motive bei einer Freigabe der Sterbehilfe geht in Wirklichkeit also gerade in die umgekehrte Richtung: daß Ärzte Sterbehilfe auch dort verweigern, wo alle ihre Voraussetzungen erfüllt sind[98]. Etwas anderes würde nur dann gelten, wenn die Krankenkassen selbst als Repräsentanten des Gesundheitssystems unter bestimmten Bedingungen die Finanzierung weiterer Behandlung Schwerkranker mit Rücksicht auf eine mögliche Sterbehilfe verweigern würden. Eine derart schwerwiegende Entscheidung aber ließe sich in unserer Gesellschaft nur in offener Form treffen.

98 Bei einer Umfrage unter amerikanischen Krankenhausärzten im Jahr 1993 erklärten 70 Prozent, daß sie unheilbar kranke Patienten durchaus *»überbehandelten*, und zwar gegen ihr eigenes Gewissen und entgegen dem, was ihnen als die Interessen und Wünsche ihrer Patienten bekannt sei« (so Dworkin 1994, 252)! Bei der Würdigung dieses Befundes ist noch zu berücksichtigen, daß in den USA traditionellerweise die Behandlungshoheit des Patienten weitaus ernster genommen wird als beispielsweise in Deutschland.

Würde sie von unserer Gesellschaft bzw. ihren Repräsentanten tatsächlich gewünscht, so wäre die Humanität dieser Gesellschaft auch durch ein Verbot der Sterbehilfe sicher nicht zu retten.

Ganz Entsprechendes gilt im übrigen für das gelegentlich vorgebrachte Argument, eine Zulassung aktiver Sterbehilfe werde dazu führen, daß die dringend erforderlichen, in unserer Gesellschaft aber weitgehend noch fehlenden palliativmedizinischen Einrichtungen auch weiterhin nicht finanziert und errichtet werden, da man sich des anstehenden Problems durch Sterbehilfe ja viel einfacher und billiger entledigen könne. An diesem Argument ist sicher richtig, daß es Fälle gibt, in denen Patienten derzeit nach Sterbehilfe verlangen, die bei optimaler palliativmedizinischer Versorgung *nicht* – oder jedenfall *noch* nicht – nach Sterbehilfe verlangen würden.

Wer bestreitet aber, daß palliativmedizinische Versorgung, soweit wirksam, gegenüber Sterbehilfe die vorzugswürdige Alternative ist und deshalb in einem humanen Gesundheitssystem umfassend zur Verfügung gestellt werden sollte? Bedient man sich gegen eine Freigabe der Abtreibung etwa des Argumentes, sie werde dazu führen, die nötige soziale Unterstützung für bedürftige Schwangere einzusparen? Und außerdem: Werden die *derzeit* schwer und unheilbar Leidenden, die wegen fehlender palliativmedizinischer Einrichtungen nach Sterbehilfe verlangen, nicht in unvertretbarer Weise instrumentalisiert, wenn man ihnen allein mit Rücksicht auf eine bessere Versorgung *künftiger* Patienten Sterbehilfe verweigert?

Wenn man die Horrorvisionen mancher Gegner einer aktiven Sterbehilfe liest, gewinnt man etwa dieses Bild: Gegenwärtig kommt weder aktive Sterbehilfe noch ihr Mißbrauch bei uns vor. Dies würde sich mit ihrer Legalisierung jedoch von Grund auf ändern. Unsere Ärzte würden nun nicht nur Sterbehilfe leisten (was als solches schlimm genug ist), sondern würden – unter dem Deckmantel der Sterbehilfe – keine Gelegenheit zur Tötung alter, schwacher und behinderter – kurz: unproduktiver, nur noch Kosten verursachender – Menschen auslassen.

Ganz im Gegensatz zu diesem Bild sahen wir ja schon, welche vermutlichen Gefahren einerseits ein absolutes Verbot und andererseits eine gewisse Zulassung aktiver Sterbehilfe im medizinischen Alltag bei nüchterner Betrachtung bergen. Was aber die angenommene Neigung der Ärzteschaft zur Kostenersparnis im Zusammenhang einer zugelassenen Sterbehilfe angeht, so sei noch auf das folgende Ergebnis der niederländischen Untersuchungen hingewiesen: In lediglich etwa einem Drittel der Fälle eines ausdrücklichen Patientenwunsches nach aktiver Sterbehilfe geben die betreffenden Ärzte diesem Wunsch tatsächlich nach.[99]

Das entscheidende Gegenargument in bezug auf die vier oben (S. 145) genannten Einwände gegen eine Zulassung aktiver Sterbehilfe, das alle diese Einwände in gleicher Weise trifft, haben wir jedoch bislang noch nicht berührt. Es lautet: Sofern und soweit die behaupteten negativen Auswirkungen tatsächlich eintreten, werden sie im Prinzip bei der indirekten aktiven Sterbehilfe und bei der passiven Sterbehilfe ganz genauso eintreten wie bei der direkten aktiven Sterbehilfe. Wer diese Auswirkungen als ausreichendes Argument gegen die Zulassung der direkten aktiven Sterbehilfe betrachtet, muß sie deshalb konsequenterweise ebenfalls als ausreichendes Argument gegen die Zulassung der indirekten aktiven sowie der passiven Sterbehilfe betrachten. Kein Gegner der direkten aktiven Sterbehilfe aber tut dies!

Betrachten wir zunächst einen von irgendeiner Seite möglicherweise erfolgenden Druck in Richtung Sterbehilfe. Da

99 Siehe Gordijn 1997, 20.

jede Art von Sterbehilfe für ihre Legitimität auf eine Ermächtigung durch den Betroffenen angewiesen ist, kann diese Ermächtigung auch bei jeder der drei Arten prinzipiell auf Druck oder Erpressung zurückgehen. Warum diese Gefahr etwa beim Verzicht auf eine lebensrettende Behandlung oder beim Abstellen eines lebenserhaltenden Geräts zwecks Herbeiführung des Todes (Fälle passiver Sterbehilfe) grundsätzlich geringer sein soll als bei der gezielt zum Tode führenden Infusion, ist schlechthin nicht einzusehen.

Insbesondere trifft diese Überlegung aber auch auf die Teilnahme (in Form von Anstiftung oder Beihilfe) an der Selbsttötung zu. Man vergleiche einmal die beiden folgenden Fälle. In beiden Fällen möchte T, die Tochter des schwer und unheilbar leidenden V, ihren Vater möglichst bald los sein und seine Erbschaft antreten. In beiden Fällen gelingt es T auf geschickte Weise, in V, der eigentlich noch nicht ans Sterben denkt, den Wunsch nach einem schnellen Tod zu wecken. In Fall 1 versorgt T zur Erreichung ihres Zieles den V mit einem tödlichen Gift und fordert ihn auf, es einzunehmen. In Fall 2 fordert T zur Erreichung ihres Zieles den V auf, seinen Arzt A um aktive Sterbehilfe zu bitten.

In welchem der beiden Fälle ist die Gefahr, daß V – im Gegensatz zu seinem wahren Interesse – in Bälde einen vorzeitigen Tod findet, größer? Was ist wahrscheinlicher: daß V tatsächlich das Gift einnimmt, oder daß V tatsächlich den A um Sterbehilfe bittet und daß A der Bitte nachkommt?

In beiden Fallen versucht T, nicht selbst zu töten, sondern nur einen zum Tod des V führenden Kausalverlauf in Gang zu setzen. Und in beiden Fällen kann dieser Kausalverlauf trotz T's Machenschaften noch unterbrochen werden. Es mag nun sein, daß es V leichter fällt (obschon auch dies schon zweifelhaft erscheint), A um den Tod zu bitten als selber das Gift zu nehmen. Aber man kann es doch wohl

kaum für wahrscheinlicher halten, daß A dem Wunsch des V auch nachkommt als daß V sich selber tötet. Schließlich ist A verpflichtet, bevor er Sterbehilfe leistet, ihre Voraussetzungen – einschließlich der Wirksamkeit des Wunsches des Betroffenen – im einzelnen zu überprüfen[100].
Es wäre kaum nachvollziehbar, wollte man die dem V hier drohende Gefahr eines vorzeitigen Todes in Fall 1 nicht als mindestens ebenso groß einschätzen wie in Fall 2. Müßte also das zur Debatte stehende Argument gegen die aktive Sterbehilfe nicht konsequenterweise auch gegen die Teilnahme an der Selbsttötung geltend gemacht werden? (Vgl. zu dieser Thematik auch schon Kapitel 4.)
Nicht ganz so offenkundig wie im Fall eines möglichen Drucks in Richtung Sterbehilfe ist die Gleichwertigkeit der verschiedenen Arten von Sterbehilfe in bezug auf die Unumkehrbarkeit der Herbeiführung des Todes sowie die Unkorrigierbarkeit von Irrtümern bei der Sterbehilfeentscheidung; denn bei der Herbeiführung des Todes durch gezieltes Handeln tritt der Erfolg gewöhnlich (wenngleich nicht immer) schneller ein als bei der Herbeiführung des Todes auf indirekte Weise oder durch Unterlassen. Das bedeutet aber keineswegs, daß die betreffenden Gefahren bei der passiven sowie der indirekten Sterbehilfe prinzipiell nicht ebenso vorhanden wären; der Unterschied ist allenfalls ein gradueller. Auch im Fall passiver oder indirekter Sterbehilfe kommt natürlich im Kausalverlauf irgendwann der »point of no return«, an dem weder der Betroffene seine Entscheidung für den Tod noch wirksam revidieren noch der Arzt einen bei der Prüfung der Voraussetzungen legitimer Sterbehilfe begangenen Fehler noch erfolgreich korrigieren kann. Und in manchen Fällen des Verzichts auf Anschluß an einen lebensrettenden Apparat oder des Ab-

100 Nach dem von mir gemachten Gesetzgebungsvorschlag (siehe Kapitel 10), muß eine solche Überprüfung außerdem noch von einem zweiten Arzt vorgenommen werden.

stellens eines solchen Apparates ist dieser kritische Punkt sicher ebenso schnell erreicht wie bei einer tödlich wirkenden Infusion. Entsprechendes gilt im übrigen auch hier für Teilnahmehandlungen an der Selbsttötung. Auch in dieser Hinsicht ist es deshalb unbegründet, zwischen den verschiedenen Arten der Sterbehilfe im Hinblick auf die realen Auswirkungen ihrer Zulassung einen grundsätzlichen Unterschied anzunehmen.

Einen unbefangenen Betrachter kann es nur zutiefst erstaunen, mit welch selbstverständlicher Willkür alle möglichen negativen Auswirkungen, die, sofern sie denn real sind, *jede* der drei Sterbehilfearten (sowie die Teilnahme an der Selbsttötung) betreffen, ausschließlich gegen die *aktive* Sterbehilfe ins Feld geführt werden. Man kann sich des Eindrucks nicht erwehren: Folgenerwägungen sind hier in Wahrheit gar nicht der eigentliche Grund, warum die aktive Sterbehilfe verurteilt wird; sonst müßten eben auch die anderen Sterbehilfearten verurteilt werden. Die Verurteilung der aktiven – bei gleichzeitiger Billigung der passiven und der indirekten – Sterbehilfe steht vielmehr bereits von vornherein als Dogma unumstößlich fest. (Zum religiösen Hintergrund dieses Dogmas siehe Kapitel 1.) Eine ausdrückliche Berufung auf dieses Dogma besitzt jedoch in unserer Gesellschaft, die in ihrem offiziellen Selbstverständnis eine säkulare, offene Gesellschaft ist, wenig Überzeugungskraft. Insbesondere die Behauptung der Strafwürdigkeit eines bestimmten Verhaltens kann nur durch den Aufweis einer mit ihm (unmittelbar oder mittelbar) verbundenen *Sozialschädlichkeit* öffentliche Akzeptanz gewinnen. Was liegt also näher, als eine solche Sozialschädlichkeit um jeden Preis – selbst um den Preis logischer Konsequenz – einfach in massiver Form zu postulieren? Dies fällt im vorliegenden Fall natürlich um so leichter, als bei einer Freigabe aktiver Sterbehilfe tatsächlich *gewisse* Gefahren für den Schutz des menschlichen Lebens im Normalbereich nicht völlig unwahrscheinlich sind. Im Bereich der passiven und der indirekten Sterbehilfe werden diese Gefahren jedoch einfach ignoriert.

Daß diese Erklärung für das erörterte Argumentationsmuster zutrifft, setzt im übrigen nicht voraus, daß es in jedem Fall im Sinne einer bewußten Strategie verfolgt wird. Nicht nur Dogmen und Vorurteile, sondern auch ganze Argumentationsketten zum Zwecke ihrer Legitimierung werden häufig aus dem Munde von politischen, kirchlichen oder sonstigen Autoritäten ohne Überprüfung einfach übernommen.

9. Religion als Maßstab des Rechts?

In welch hohem Maße das in Kapitel 1 vorgestellte weltanschaulich-religiöse Dogma eines absoluten Verbots aktiver Sterbehilfe weitverbreiteten offiziellen Einstellungen zu dieser Frage zugrunde liegt, wird in einigen Fällen sogar recht offen deutlich. Dies mögen die folgenden Beispiele prominenter Sterbehilfegegner aus dem Bereich der Wissenschaft belegen.

Der Philosoph Robert Spaemann, der den »Sinn des Leidens« darin erblickt, »die Flucht des Leidenden zu Gott zu bewirken, indem ihm alle anderen Befriedigungsmöglichkeiten genommen worden sind«[101], begnügt sich auf der Basis dieser religiösen Sichtweite nicht etwa damit, für sich und seine Gesinnungsfreunde jede Sterbehilfe abzulehnen (was natürlich völlig legitim ist: keine Sterbehilfe ohne Ermächtigung durch den Betroffenen). Er besteht auf einem – schlechthin jeden Bürger bindenden – strafrechtlichen Verbot. Wissenschaftler aber wie Peter Singer und ich, die in diesem Punkt anderer Meinung sind, vertreten für Spaemann eine »grausame Logik des Hedonismus« und folgen dem Motto »Wenn das Leiden nicht verschwindet, muß (!) der Leidende sterben«[102].

Spaemann befürwortet es deshalb, daß solche Vertreter »mörderischer Thesen« bei uns »am öffentlichen Reden gehindert« werden[103]. Auch wenn dies mit Gewalt geschieht, erblickt er darin keinen Verstoß gegen die Meinungs- und

101 Spaemann 1977, 128.
102 Spaemann 1990b.
103 So Spaemann in dem von ihm mitverfaßten *Kinsauer Manifest* von 1991 (abgedruckt z.B. in: Rest 1992, 172).

Wissenschaftsfreiheit, sondern ein begrüßenswertes »Zeichen geistiger Gesundheit«[104].

Der Neurophysiologe Detlef Bernhard Linke beklagt in seinen ethischen Überlegungen zur Sterbehilfe zunächst einmal, daß das Denken der Neuzeit, dem ein Philosoph wie Peter Singer verpflichtet ist, nicht einmal mehr »Gott über die Haustürschwelle« läßt[105]. Als Rettung »aus der Verwirrung« empfiehlt Linke in dieser Situation »Wege zu einer trinitarischen Ethik«[106].

Da Singer und ich einer solchen Ethik fernstehen, verkörpern wir für Linke das Böse. So gerät die Ethik Singers, der »das Perfektionsdenken des Nationalsozialismus noch perfekter als die Nationalsozialisten selbst« anwendet[107], in eine »Deckungsgleichheit mit menschenverachtenden Weltbildern«[108]. Mir aber unterstellt Linke die Forderung nach dem »Arzt mit Pistole«[109] bzw. nach der »Wiedereinführung des Henkers in der Person eines Exekutions-Arztes«[110]. »Jemand, der gar nicht sterben will, sondern den Sterbewunsch als Kommunikationszeichen einsetzt«, dürfe nicht »– wie Hoerster es will – exekutiert werden«[111].

Der Psychiater Klaus Dörner erklärt es im Kampf gegen die Sterbehilfe für seine Aufgabe, dem Lebensschutz »zu seiner absoluten Gültigkeit zu verhelfen«. Er verdankt diese seine Position zum einen »der christlichen Begründung, daß alle Menschen als Kinder Gottes gleichen Wert haben« und zum anderen dem tiefsinnigen Satz »Das Leben gehört mir, aber ich gehöre auch dem Leben«[112]. Wer in der Frage der

104 Spaemann 1991, 599.
105 Linke 1991, 19.
106 Linke 1991, 109 bzw. 107.
107 Linke 1991, 20.
108 Linke 1991, 107.
109 Linke 1991, 89.
110 Linke 1991, 92.
111 Linke 1991, 91.
112 Dörner 1993, 90.

Sterbehilfe einer Liberalisierung das Wort redet, denkt, so Dörner, in Wahrheit nach über die Eliminierung der »industriell Unbrauchbaren« und verfolgt den Glauben »an die Machbarkeit einer Gesellschaft aus nur noch guten, sozialen, gesunden und glücklichen Menschen«[113].

Gegen jeden Versuch einer rationalen Kritik an seiner Position immunisiert sich Dörner mit dem folgenden – aus dem Munde eines Wissenschaftlers kaum glaublichen – Methodenbekenntnis: Jede Theorie zur Sterbehilfe sei von vornherein abzulehnen, die sich »dem rein rationalen und klaren Denken verschrieben hat«. Besonders kritikwürdig sei es, wenn ein Autor bei der Behandlung dieses Themas in »logischen Schritten« vorgeht, da jede Logik sich hier als eine »schlagende, zwingende, umwerfende, tödliche Logik« erweise.[114]

Es kann nicht verwundern, daß Dörner insoweit die gegenwärtige Medizinethik als fundamental fehlgeleitet betrachtet. »Medizinische Ethik beschränkt sich heute ... meist kurzatmig auf die technische Endstrecke einer Handlungssequenz, entwickelt nur eine Entscheidungsethik«. Anstelle einer solchen »Entscheidungsethik« mit ihren Gefahren für eine »Freigabe der Vernichtung lebensunwerten Lebens« fordert Dörner eine »Beziehungsethik«, wie sie nach seiner Überzeugung am radikalsten von Levinas, aber auch von »Buber, Jonas, Habermas, Apel, Wendt, Achenbach und wohl auch Sartre« vertreten wird[115]. Man kann unter diesen Umständen nur hoffen, daß die genannten Denker, soweit noch unter den Lebenden, ihre Schaffenskraft in der Zukunft stärker als in der Vergangenheit der Medizinethik widmen werden. Sonst wäre nämlich mit Dörner zu befürchten, daß wir »in eine ›andere Republik‹

113 So Dörner 1989, 173 f.
114 Dörner 1991, 158 ff.
115 Dörner 1996, 93 f. (insbesondere Fußnote 6).

rutschen, wie sie nicht mehr nur ethischen Utilitaristen wie *Singer* vorschwebt«[116]

Den Bundesgerichtshof erblickt Dörner bereits auf dem Weg in eine solche Republik – verfolgt er doch durch die Zulassung einer Sterbehilfe bei Apallikern »utilitaristische Modernisierungsbestrebungen«. Über die Pflegenden, die im Einklang mit seiner jüngsten Rechtsprechung beispielsweise auf die künstliche Ernährung eines Apallikers dessen Wunsch entsprechend verzichten, schreibt Dörner, sie seien »die Exekutoren des Lebensunwerturteils, die Henker, die einen bisher nicht leidenden Menschen in einen leidenden Menschen verwandeln, wie wenn sie einen Säugling verhungern ließen«[117].

Dörner hat in dieser Polemik nicht nur jede Unterscheidung zwischen passiver und aktiver Sterbehilfe längst hinter sich gelassen. Er betrachtet es offenbar auch als eine Selbstverständlichkeit, daß Apalliker oder Wachkoma-Patienten nicht nur bei Bewußtsein sind und Empfindungen haben, sondern auch – solange nicht von Sterbehelfern behelligt – durchaus Angenehmes empfinden. Glaubt er doch zu wissen, daß das Koma generell kein »passiver Zustand, sondern eine aktive«, wenngleich »zurückgenommene Lebenstätigkeit« ist: »Koma ... ermöglicht es dem Betroffenen, ganz bei sich selbst zu sein«. (Kann es etwas Schöneres geben?) Speziell über »die Bevölkerungsgruppe der Apalliker« aber wissen wir, daß sie »vielleicht in der naturwissenschaftlichen Außenbetrachtung, nicht aber in der vollständigeren anthropologischen Sicht bewußtlos ist«[118].

Ein Apalliker, der sterben will bzw. zuvor den wohlüberlegten Wunsch geäußert hat, als Apalliker nicht länger leben zu wollen, ist in Dörners Weltbild eine Unmöglichkeit. Chronischen Apallikern, denen gleichwohl Sterbehilfe – etwa

116 Dörner 1996, 94.
117 Dörner 1996, 95.
118 Dörner 1996, 93.

durch Einstellung ihrer künstlichen Ernährung – gewährt wird, wird dadurch ihre »Menschenwürde aberkannt«; sie werden »zur Tötung gleichsam ›freigegeben‹«. Daß solches geschieht, hat seinen Grund darin, daß 1. »Selbstmitleid in Mitleid laufend uminterpretiert wird«[119] und daß 2. »sich auf diesem Wege das Problem der Pflegeheime und das Problem der Pflegeversicherungsfinanzierung leicht lösen ließe, denn Vergleichbares könnte für (bzw. gegen) zahlreiche andere pflegeabhängig und betreuungsbedürftig gewordene Bevölkerungsgruppen, nicht nur für deren größte, die Alzheimer-Kranken, angeführt werden«[120].

Damit ist Dörner einmal mehr bei der Kernthese seiner gesamten Sterbehilfekritik angelangt: Sterbehilfe, ob aktiv oder passiv, dient vor allem einem Ziel, der Vernichtung industriell unbrauchbarer Bevölkerungsgruppen »auf dem Weg zur Ein-Drittel-Gesellschaft«[121]. Es hängt alles nur davon ab, ob die »Konjunkturlage ... gerade mal wieder« so ist, »daß sozialer Ballast und unnütze Esser beseitigt werden sollen«[122].

Hinter solchen Einstellungen und Argumenten zur Sterbehilfe, wie wir sie in den Schriften Spaemanns, Linkes und Dörners beispielhaft gefunden haben, steht wesentlich eine einzige Prämisse: Es gibt kein sinnloses Leiden; und es gibt erst recht kein – nur noch von sinnlosem Leiden geprägtes – sinnloses Leben.[123] Wer trotzdem ein bestimmtes Leben als »sinnlos« oder »nicht mehr lebenswert« betrachtet, kann dies nur aus der Außenperspektive entweder ökonomi-

119 Dörner 1996, 94.

120 Dörner 1996, 95.

121 Dörner 1993, 83. Für Dörners politische Entwicklung im Schlepptau der unterschiedlichsten Ideologien siehe die aufschlußreiche Selbstdarstellung in: Dörner 1993, Kap. 2.

122 Dörner in: *Der Spiegel* 1994, Nr. 11, S. 76.

123 Ganz im Einklang mit den genannten Denkern spricht Eser (1989, 1099) in diesem Zusammenhang von einem »scheinbar sinnlos gewordenen Leben«.

schen oder emotionalen Eigeninteresses heraus tun – also von einem eigentlich zynischen Standpunkt aus. Aus der Innenperspektive des Betroffenen heraus besitzt absolut jedes Leben bis zu seinem natürlichen Ende seinen Wert und seinen Sinn. Sieht der Betroffene selbst dies anders, so ist er von seiner Umwelt entweder manipuliert oder alleingelassen.

Diese Sichtweise ist in Wahrheit von einer nüchternen Einschätzung der Realität so weit entfernt, daß man sie wohl nur auf dem Hintergrund einer bestimmten weltanschaulich-religiösen Einstellung überhaupt verstehen kann. Nur wer *von vornherein* »weiß« (d. h. zu wissen glaubt), daß die »Schöpfung« (also das Werk eines allgütigen Gottes) aufs Beste angelegt und geordnet ist und allenfalls *scheinbare* Übel enthält[124], kann sich in seinem Denken derart von der Realität entfernen und einen solchen Immunisierungswall von Pseudophilosophie und willkürlichen Ad hoc-Annahmen um sich errichten. In Wahrheit birgt die Natur – ob »Schöpfung« oder nicht – für Mensch und Tier bei irdischer Betrachtung ein enormes Maß an Leid und Sinnlosigkeit. Und die Annahme, alles sinnlose Leid dieser Welt sei, wenn schon nicht von (böswilligen) Menschen verursacht, so doch von (gutwilligen) Menschen zu verhindern, ist einfach eine grobe Unwahrheit.

Die für Wissenschaftler ungewöhnliche Medienprominenz der Professoren Spaemann, Linke und Dörner ist in unserer Gesellschaft sicherlich kein Zufall.[125] Es sind Einstellungen

124 Unter diesem Aspekt scheinen manche Denker sogar den ganz normalen Tod zu sehen – sofern er eben nicht von Menschenhand herbeigeführt wird. So antwortet Dörner auf die Frage, ob er selbst Angst vor dem Sterben bzw. vor dem Tod habe: »Nein, im Gegenteil, ich freue mich darauf« (in: *Der Spiegel* 1994, Nr. 11, S. 79).

125 Wo kirchliche Interessen im Spiel sind, bleibt ein Land gewöhnlich auf mehr als nur einem Gebiet ein »Entwicklungsland« (vgl. oben S. 141, Fußnote 88). Ich empfehle jedem, der sich vom Zustand philosophischer Aufklärung im gegenwärtigen Deutschland ein reprä-

und Argumente wie die von ihnen vorgetragenen (wenngleich nicht häufig derart deutlich formuliert), die unseren Politikern, Ärztefunktionären und Juristen zur Untermauerung ihrer kirchenfreundlichen Grundposition in der Sterbehilfefrage dienen. So hängt – um an dieser Stelle nur ein prominentes Beispiel zu zitieren – für den Vizepräsidenten der Bundesärztekammer, Jörg-Dietrich Hoppe, die von ihm verurteilte Forderung nach aktiver Sterbehilfe eng zusammen mit der »Säkularisierung« der Gesellschaft, ja mit ihrem »Jugendlichkeitswahn«, der dazu führt, daß »körperliche und psychische Intaktheit ... als Religionsersatz empfunden werden«. Jenen »gedanklichen Dammbruch in unserer Gesellschaft«, den Hoppe im Kampf »gegen falsche Propheten« abwenden möchte, sieht er in den Niederlanden schon zur Realität geworden.[126] Wie er die aktuelle Situation in unserem Nachbarstaat insoweit einschätzt, zeigt sehr deutlich seine Mitteilung: »Ich beobachte (!), daß manche flüchten«[127].

Schon ein Jahr früher wußte übrigens der Strafrechtsprofessor Hans-Ludwig Schreiber auf einer Tagung der *Katholischen Akademie* in München über die Sterbehilferegelung in den Niederlanden zu berichten, daß holländische Bürger »aus Angst vor allzu hurtiger Aktivität den Lebensabend

sentatives Bild machen will, ausdrücklich die ungekürzte Lektüre des vom Nachrichten-Magazin *Der Spiegel* (1994, Nr. 11, S. 65) als »Standardwerk« bezeichneten Buches *Tödliches Mitleid* von Klaus Dörner (siehe Dörner 1993).

126 Siehe für die obigen Zitate Hoppe 1996. Für den Rechtswissenschaftler Dieter Giesen ist jede Zulassung aktiver Sterbehilfe »der erste Schritt in Richtung auf eine moralische Wildnis« (Giesen 1990, 943).

127 So Jörg-Dietrich Hoppe in der von 3sat am 6.7.1997 um 19.10 Uhr ausgestrahlten Talk-Sendung *Ruge, neunzehnZehn*. Hoppe begründete dabei seinen privilegierten Zugang zu solcher »Beobachtung« mit der Nähe seines Domizils an der niederländischen Grenze. (Der Abstand von Hoppes Wohnort zu den Niederlanden beträgt ca. 30 km.)

lieber im Ausland verbrächten«[128]. Daß es irgendwelche nachprüfbaren Belege für derartige Behauptungen, die auf den gängigen Veranstaltungen zu der Thematik inzwischen zum guten Ton gehören, nicht gibt, scheint die Professoren Schreiber und Hoppe – den derzeit einflußreichsten deutschen Juristen und den derzeit einflußreichsten deutschen Mediziner in Fragen der Medizinethik – nicht zu stören.

Den unvoreingenommenen Betrachter älteren Jahrgangs erinnert vieles an der heutigen Polemik gegen die Freigabe der aktiven Sterbehilfe an die Polemik gegen die (1973 tatsächlich erfolgte) Freigabe der Homosexualität in den sechziger Jahren. So wurden etwa in dem *Regierungsentwurf eines Strafgesetzbuches* von 1962, der von namhaften Rechtswissenschaftlern mitgetragen wurde, gegen eine solche Freigabe die folgenden »Gründe« ins Feld geführt: »Wo die gleichgeschlechtliche Unzucht um sich gegriffen und großen Umfang angenommen hat, war die Entartung des Volkes und der Verfall seiner sittlichen Kräfte die Folge«. Die Rechtsordnung habe insofern die Aufgabe, »durch die sittenbildende Kraft des Strafgesetzes einen Damm gegen die Ausbreitung eines lasterhaften Treibens zu errichten, das, wenn es um sich griffe, eine schwere Gefahr für eine gesunde und natürliche Lebensordnung im Volke bedeuten würde«[129].

Jenen Einfluß auf die Rechtsgestaltung in unserer Gesellschaft, den die Kirchen inzwischen in der Sexualmoral vollkommen und in der Abtreibungsmoral weitgehend verloren haben, können sie in der Sterbemoral derzeit noch erfolgreich behaupten. Eines Tages, wenn auch dieser Einfluß einmal gebrochen ist, werden unsere Politiker und Rechtsprofessoren möglicherweise mit denselben Schlagworten für eine freie Sterbehilfe »argumentieren«, mit de-

128 So die *Frankfurter Allgemeine Zeitung* 1996, Nr. 111, S. 9.
129 Zitiert nach dem Sammelband Bauer u.a. (Hrsg.) 1963, 409 bzw. 411.

nen heute die meisten von ihnen einer (im praktischen Ergebnis) freien Abtreibung das Wort reden.

Wie sehr die gesamte Sterbehilfediskussion in unserer Gesellschaft zur Zeit nicht unter nüchtern-rationalen, sondern unter weltanschaulich-religiösen Voraussetzungen geführt wird, zeigt schlaglichtartig auch das in den letzten Jahren vielbeachtete Plädoyer für die Zulassung aktiver Sterbehilfe aus der Feder des Theologen Hans Küng. Das Kernargument, das Küng für seine liberale Position vorbringt, lautet nicht etwa: In einem modernen, säkularen Staat dürfen Lehren über »Gottes Gebot« oder das »göttliche Gesetz«[130] nicht zur Grundlage strafrechtlicher Verbote gemacht werden, sondern: Gott verbietet in Wahrheit gar nicht die aktive Sterbehilfe.[131]

Küng betrachtet die Frage nach der rechtlichen Verbotswürdigkeit einer bestimmten Handlung also als innertheologisches Interpretationsproblem des göttliche Willens. Die entscheidende Frage in diesem Zusammenhang lautet für ihn: Ist Gott »der einfach über den Menschen, seinen Knecht, souverän verfügende Schöpfer, sein unbeschränkter Herr und Besitzer, absoluter Herrscher, Gesetzgeber, Richter und im Grunde auch Henker« oder ist Gott »der Vater der Schwachen, Leidenden, Verlorenen, der dem Menschen Leben spendet und ihn wie eine Mutter umsorgt, der solidarische Bundesgott, der den Menschen, sein Ebenbild, als einen freien, verantwortlichen Partner haben will«[132]?

Die Antwort auf diese Frage ist für den modernen Christen natürlich klar; wer sich hier für die erste Alternative entscheidet, hat ein *»schiefes Gottesbild«*. Woher aber haben wir dieses Wissen über Gott? Und außerdem: Wieso folgt

130 Vgl. oben S. 18 f.

131 Küng 1995, passim; vgl. zu dieser Thematik auch Kuitert 1991, 81 ff. sowie Wettstein 1995, 571 ff.

132 Für dieses und das nächste Zitat Küng 1995, 54.

aus diesem Gottesbild, daß Gott die aktive Sterbehilfe billigt? Hat derselbe Gott die Welt nicht immerhin so eingerichtet, daß jährlich zahllose Menschen Opfer von Naturkatastrophen werden, ja daß *täglich* zehntausende Kinder jämmerlich an Hunger und Krankheit zugrundegehen?

Soweit es aber um die Ermittlung des Willens Gottes speziell zur Sterbehilfe geht: Sollte man hier, jedenfalls sofern es um den Gott der Christen geht, nicht das »Wort Gottes«, die Bibel, zu Rate ziehen? In der Bibel aber heißt es z. B. über die Bestrafung von Ungläubigen: »Es wurde ihnen befohlen, die Menschen nicht zu töten, sondern nur zu quälen, fünf Monate lang. Und der Schmerz, den sie zufügen, ist so stark, wie wenn ein Skorpion einen Menschen sticht. In jenen Tagen werden die Menschen den Tod suchen, aber nicht finden; sie werden sterben wollen, aber der Tod wird vor ihnen fliehen«[133]. Man muß sich hier – gleichgültig, wie man zu dem Wahrheitsanspruch der christlichen Botschaft selber steht – doch fragen, ob das Wesen dieser Botschaft, was die Sterbehilfe angeht, von dem Philosophen Spaemann[134] nicht vielleicht doch treffender erfaßt wird als von dem Theologen Küng[135].

Aber auch die Gläubigen haben nach traditionellem christlichen Moralverständnis guten Grund, ihr von Gott gesandtes Leid am Lebensende nicht auf die leichte Schulter zu nehmen bzw. auf die falsche Art zu lindern. So will beispielsweise der Theologe Franz Walter den Gebrauch

133 Heilige Schrift 1980, Offenbarung 9, 5-6.

134 Siehe oben S. 154.

135 Dies scheint im Grunde auch Küng selbst bewußt zu sein; plädiert er doch an einer Stelle seiner Schrift mit verblüffender Offenheit ganz generell in zentralen moralischen Fragen für einen theologischen »Weg der Mitte«, dessen einziges Ziel ein an Meinungsumfragen orientierter kirchlicher Machterhalt in der modernen Welt ist (siehe Küng 1995, 70).

von Narkosemitteln am Lebensende deutlich eingeschränkt sehen. Denn es würde »gegen das wahre Interesse des Sterbenden verstoßen und wäre daher unerlaubt, wenn die Bewußtlosigkeit nur zu dem Zweck herbeigeführt würde, ihm den Todeskampf überhaupt zu ersparen und über den Ernst der letzten Stunden hinwegzutäuschen. Der Sterbende soll durch das Narkotikum nicht dauernd des Bewußtseins und damit der Möglichkeit beraubt werden, die noch bleibende Lebensfrist für die Ewigkeit fruchtbar zu machen«[136]. Ganz ähnlich aber ist auch noch die heutige Sichtweise der christlichen Kirchen. So erklärt der Apostolische Stuhl die »intensive Anwendung schmerzstillender Mittel« ausdrücklich für »nicht problemlos«. Erhält der Schmerz doch, »zumal in der Sterbestunde, eine besondere Bedeutung im Heilsplan Gottes«. Zum einen gibt er den Menschen »Anteil am Leiden Christi«; zum anderen ermöglicht er es den Menschen, daß sie sich »in vollem Bewußtsein auf die Begegnung mit Christus richtig vorbereiten können«[137]. Und der auf dem Gebiet der Medizinethik führende evangelische Theologe und Krankenhauspfarrer Ulrich Eibach weist auf die Gefahr hin, man könne durch Schmerzmittel »den Mitmenschen vielleicht der Chance berauben, zur bewußten Annahme seines Todes und zum Abschluß seines Lebens in der Kommunikation mit anderen zu kommen«[138].

Man kann dem fachkundigen und aufrichtigen Theologen Walter nur zustimmen, wenn er im Zusammenhang der Sterbehilfe zu den folgenden beiden Feststellungen kommt. Zum einen: »Nicht bloß das Leiden-Können, sondern vor allem das Leiden-Wollen ist im Christentum zur Tatsache geworden«[139]. Und zum anderen: »Wenn das Leben keinen

136 Walter 1935, 366.
137 Apostolischer Stuhl, 9 f.
138 Eibach 1997, 373.
139 Walter 1935, 599.

transzendenten Wert besitzt und der Mensch nicht in einer jenseitigen Welt beheimatet ist, warum sollte er es nicht beenden dürfen, wenn es ihm nichts mehr bietet als Schmerz und hoffnungsloses Leiden?«[140]

Diese beiden Sätze haben ihre Schlüsselfunktion zum Verständnis der Sterbehilfeproblematik in unserer Gesellschaft bis heute nicht verloren. Auf dem Hintergrund der christlichen Leidenslehre ist es auch nicht verwunderlich, daß in dem von der christlichen Religion geprägten Abendland »die moderne Naturwissenschaft gegen den jahrhundertelangen Widerstand der Kirche überhaupt erst die Voraussetzungen für einen Pflegedienst« geschaffen hat, »der gegen Schmerz und Krankheit, gegen tödliche Seuchen und die Leiden des Alters relativ wirksame Maßnahmen zu setzen vermag«[141]. Die überkommene Tabuisierung der Sterbehilfe ist nur allzu deutlich ein Residuum dieser kirchlich-christlichen Bevormundung: Nicht nur der Gläubige, sondern der Mensch schlechthin muß leiden wollen.

Es kann unter diesen Umständen in unserer heutigen Gesellschaft nicht darum gehen, die christliche Sichtweise von Leid und Tod einfach umzudeuten und die entsprechenden Einstellungen des Gläubigen und des Ungläubigen nicht mehr klar zu unterscheiden. Die ausschlaggebende Forderung muß vielmehr lauten, in einem religiös neutralen Staat den Anhängern beider Sichtweisen uneingeschränkt die Möglichkeit einzuräumen, im Einklang mit der eigenen Sichtweise zu leben *und* zu sterben. Die theologisch willkürliche Rhetorik Küngs lenkt lediglich von der eigentlichen Kontroverse ab. Die Ungläubigen in unserer Gesellschaft wollen mit ihrem Recht auf selbstbestimmtes Sterben nicht warten, bis selbst konsequent denkende Christen ei-

140 Walter 1935, 571.
141 Drewermann 1991, 207f.

nes Tages vielleicht doch noch eine Begründung für die religiöse Erlaubnis zur Sterbehilfe finden.[142]

142 Eine stichhaltige Begründung für die religiöse Zulässigkeit der *Operationsnarkose* trotz gottgewollter Schmerzanfälligkeit des Menschen konnte bereits vor 150 Jahren einer ihrer Erfinder durch den Hinweis geben, daß Gott selbst – wie der Gläubige weiß – den Adam in Tiefschlaf versetzte, bevor er ihm die zur Erschaffung Evas benötigte Rippe explantierte (siehe Walter 1935, 363 sowie Heilige Schrift 1980, Genesis 2, 21-23).

10. Ein Gesetzgebungsvorschlag

In diesem Kapitel möchte ich einen Gesetzgebungsvorschlag zur Regelung der aktiven Sterbehilfe machen und näher erläutern. Außerdem möchte ich eine Änderung des geltenden Strafrechts im Bereich der Selbsttötung bzw. der Teilnahme an der Selbsttötung vorschlagen. Zuvor will ich für den juristisch unbewanderten Leser die einschlägigen Vorschriften des derzeit geltenden Strafrechts zitieren.

§ 211 Mord

(1) Der Mörder wird mit lebenslanger Freiheitsstrafe bestraft.

(2) Mörder ist, wer
aus Mordlust, zur Befriedigung des Geschlechtstriebs, aus Habgier oder sonst aus niedrigen Beweggründen, heimtückisch oder grausam oder mit gemeingefährlichen Mitteln oder um eine andere Straftat zu ermöglichen oder zu verdecken,
einen Menschen tötet.

§ 212 Totschlag

(1) Wer einen Menschen tötet, ohne Mörder zu sein, wird als Totschläger mit Freiheitsstrafe nicht unter fünf Jahren bestraft.

(2) In besonders schweren Fällen ist auf lebenslange Freiheitsstrafe zu erkennen.

§ 216 Tötung auf Verlangen

(1) Ist jemand durch das ausdrückliche und ernstliche Verlangen des Getöteten zur Tötung bestimmt worden, so ist auf Freiheitsstrafe von sechs Monaten bis zu fünf Jahren zu erkennen.

(2) Der Versuch ist strafbar.

Ich beginne mit meinen Änderungsvorschlägen im Bereich der Selbsttötung bzw. der Teilnahme an der Selbsttötung. Diese Vorschläge basieren unmittelbar auf meinen rechtskritischen Ausführungen in Kapitel 4.

Die Frage, ob nach unserem derzeit geltenden Strafrecht die Selbsttötung strafbar ist, wird allgemein verneint. Auf dem Boden der zitierten § 211 und 212 Strafgesetzbuch ist dies jedoch alles andere als selbstverständlich. Ist doch in beiden Vorschriften nicht etwa – wie in § 223 Strafgesetzbuch im Fall der Körperverletzung – von der Tötung eines »anderen«, sondern von der Tötung eines »Menschen« die Rede. Und auch derjenige, der sich selbst tötet, tötet offensichtlich einen »Menschen«.

Gleichwohl ist die Straflosigkeit der Selbsttötung rechtsethisch durchaus begründet (vgl. oben S. 54 f.); insofern ist die überkommene Gesetzesauslegung jedenfalls im Ergebnis zu begrüßen. Allerdings würde es der Klarheit dienen, die betreffenden Vorschriften dahingehend abzuändern, daß jeder Zweifel an einer Strafbarkeit der Selbsttötung ausgeschlossen ist. Dies ist durch eine Ersetzung des Ausdrucks »Mensch« durch den Ausdruck »anderer« auf einfache Weise möglich. Ich schlage deshalb eine solche Ersetzung in den zitierten § 211 und § 212 Strafgesetzbuch vor.

Ich komme zur Strafbarkeit der Teilnahme an der Selbsttötung. Wie ausführlich dargelegt (S. 55 ff.), gibt es überzeugende Gründe dafür, die Teilnahme (in Form von Anstiftung oder Beihilfe) an der Selbsttötung nicht, wie das geltende Recht, schlechthin straflos zu lassen, sondern immer dann zu bestrafen, wenn nicht auch die Voraussetzungen einer legitimen Sterbehilfe vorliegen. Als Strafrahmen hierfür bietet sich der Strafrahmen für die Tötung auf Verlangen an, wie er in § 216 Strafgesetzbuch festgelegt ist.[143]

143 Auch im österreichischen Strafgesetzbuch ist für die beiden Straftaten gemäß § 77 bzw. § 78 derselbe Strafrahmen vorgesehen.

Ich schlage deshalb zum Zweck der Bestrafung der Teilnahme an der Selbsttötung vor, eine zusätzliche Strafvorschrift – unter der zur Zeit freien Ziffer 214 – in unser Strafgesetzbuch aufzunehmen. (Zur Unterscheidung von den Vorschriften des geltenden Rechts kennzeichne ich die von mir vorgeschlagenen Vorschriften mit einem *.)

§ 214* Teilnahme an der Selbsttötung

(1) Wer einen anderen zur Selbsttötung verleitet oder dabei fördert, wird mit Freiheitsstrafe von sechs Monaten bis zu fünf Jahren bestraft.

(2) Die Teilnahme eines Arztes an der Selbsttötung ist nicht rechtswidrig, sofern die Voraussetzungen für den Ausschluß der Rechtswidrigkeit nach § 216a erfüllt sind.

Ein in das Strafgesetzbuch neu einzuführender § 216a – im Anschluß an den für die Tötung auf Verlangen geltenden § 216 – soll nach meinem Konzept die generellen Voraussetzungen einer rechtlich zulässigen Sterbehilfetötung festlegen. Damit sind wir bei dem zentralen Punkt dieses Kapitels angelangt. Ich möchte für einen § 216a Strafgesetzbuch den folgenden Vorschlag zur Regelung der aktiven Sterbehilfe unterbreiten.[144]

§ 216a* Sterbehilfe

(1) Ein Arzt, der einen schwer und unheilbar leidenden Menschen tötet, handelt nicht rechtswidrig, wenn der Betroffene die Tötungshandlung auf Grund freier und reiflicher Überlegung, die er in einem urteilsfähigen und über seine Situation aufgeklärten Zustand durchgeführt hat, ausdrücklich wünscht oder wenn, sofern der Betroffene zu solcher Überlegung nicht imstande ist, die Annahme berechtigt ist, daß er die Tötungshandlung auf Grund solcher Überlegung für den gegebenen Fall ausdrücklich wünschen würde.

144 Dieser Vorschlag revidiert in einigen Punkten meine bisherigen, an verschiedenen Stellen publizierten Regelungsvorschläge.

(2) Das Vorliegen der in Abs. 1 genannten Voraussetzungen führt nur dann zum Ausschluß der Rechtswidrigkeit, wenn es von dem Arzt, der die Tötungshandlung vornimmt, sowie von einem weiteren Arzt in begründeter Form schriftlich dokumentiert worden ist.

Dieser Vorschlag ist die Quintessenz meiner grundsätzlichen Ausführungen in Kapitel 3. Einige wesentliche Aspekte möchte ich an dieser Stelle jedoch noch näher erläutern bzw. begründen, wobei ich von den Ausführungen in Kapitel 3 ausgehe.

Was die Voraussetzung des schweren, unheilbaren Leidens angeht, so habe ich darauf hingewiesen, daß sie von vornherein solche Fälle aus dem Bereich der Sterbehilfe ausschließen soll, in denen der Wunsch nach dem Tod sehr wahrscheinlich *nicht* dem wirklichen Interesse des Betroffenen entspricht.

Ich habe bewußt darauf abgestellt, ob der Betreffende im weiten Sinn des Wortes »leidet«, und damit offengelassen, ob das Leiden primär physischer oder psychischer Natur ist, ob es etwa auf einer Krankheit oder auf einer Behinderung beruht.[145] Entscheidend soll die seelische Verfassung, der Leidenszustand sein.

Nicht selten wird im Zusammenhang mit Reformüberlegungen zur Sterbehilfe anstatt auf ein »schweres« auf ein »unerträgliches« Leiden, das unheilbar ist, abgestellt.[146] Gegen eine solche Formulierung spricht meines Erachtens folgendes. Was als »unerträglich« gelten kann, hängt weitestgehend von dem subjektiven Empfinden des jeweiligen Betroffenen ab. Diesem subjektiven Empfinden aber gibt der Be-

145 Ähnlich auch Alternativentwurf, 34 f. Für die verschiedenen Gründe, auf die Patientenwünsche nach Sterbehilfe etwa in den Niederlanden zurückgehen, siehe Gordijn 1997, 23 f.; für eindrucksvolle Falldarstellungen siehe Quill 1994, 201.

146 So etwa Birnbacher 1995b, 364; ähnlich auch Alternativentwurf, 34.

troffene ja bereits durch seinen – ohnehin unverzichtbaren – *Wunsch* nach Sterbehilfe Ausdruck. Die ausdrückliche Formulierung, daß das Leiden »unerträglich« sein müsse, erscheint insoweit als eine überflüssige Verdoppelung.

Andererseits hat das Kriterium des »schweren« Leidens den Vorzug, in viel stärkerem Maß objektivierbar zu sein. Zwar gibt es in der Praxis zweifellos eine breite Grauzone konkreter Leiden, bei denen man zweifeln kann, ob sie als »schwer« einzustufen sind oder nicht. Trotzdem gibt es auf der anderen Seite eine sicher weit größere Anzahl von Leidenszuständen bzw. Krankheiten, bei denen kein medizinischer Fachmann zweifeln würde, daß sie eindeutig entweder als »schwer« oder aber nicht als »schwer« einzustufen sind. Und eine sichere Beurteilung in diesen zahlreichen Fällen wird auch dadurch nicht ausgeschlossen, daß die medizinische Wissenschaft offenbar keine abschließende Liste »leichter« und »schwerer« Leiden parat hat – was auch schon deshalb für unsere Zwecke kaum hilfreich wäre, weil es für die Feststellung eines »schweren Leidens« natürlich immer auch auf die *Verlaufsform* dieses Leidens ankommen muß. Ganz Entsprechendes wie für die Voraussetzung der »Schwere« eines Leidens gilt im übrigen auch für die Voraussetzung seiner »Unheilbarkeit«.

Insofern wäre es eine Täuschung, anzunehmen, das Kriterium der »Unerträglichkeit« sei gegenüber dem Kriterium der »Schwere« eines Leidens restriktiver und führe zu einer weniger freizügigen Regelung der Sterbehilfe.[147] Eher das Gegenteil ist der Fall: Durch das prinzipiell objektiver Beurteilung zugängliche Erfordernis der *Schwere* des Leidens wird in die Voraussetzungen für Sterbehilfe – neben dem subjektiven Erfordernis des Wunsches des Betroffenen – eine zusätzliche, nicht zu unterschätzende Sperre eingefügt.

147 Birnbacher (1995b, 364) etwa spricht in diesem Zusammenhang von einer Begrenzung der Sterbehilfe auf »Extremfälle«.

Es ist in diesem Zusammenhang kein stichhaltiger Einwand gegen Sterbehilfe, daß eine *absolut sichere* Prognose bei Krankheiten oder Leidenszuständen selbst für den Fachmann in den meisten Fällen gar nicht möglich ist. Auch in unseren sonstigen praktischen Lebensentscheidungen – im nichtmedizinischen wie im medizinischen Bereich – können wir häufig nicht umhin, uns mit Prognosen vom Grad einer sehr hohen, an Sicherheit grenzenden Wahrscheinlichkeit zufriedenzugeben. Entscheidungen auf einer solchen Basis sind deshalb nicht etwa willkürlich oder irrational.

Als wenig sinnvoll will mir der Versuch erscheinen, die Voraussetzungen für Sterbehilfe dadurch einzuschränken, daß man fordert, der Leidenszustand dürfe »nicht durch andere Maßnahmen behoben oder gelindert« werden können[148]. Es wird kaum einen Leidenszustand geben, der sich durch umfassende ärztliche Hilfe nicht in einem *gewissen* Sinne »lindern« läßt. Ja sogar »beheben« kann man durch medizinische Maßnahmen praktisch jeden Leidenszustand: indem man den Betroffenen in Narkose versetzt. Eine solche »Linderung« bzw. »Behebung« eines Leidenszustandes ist lediglich in solchen (in einer Gesellschaft wie der unseren) äußerst seltenen Fällen ausgeschlossen, in denen rechtzeitige ärztliche Hilfe nicht erreichbar ist. Nach meiner Sichtweise muß es dem Leidenden selbst überlassen bleiben, ob und in welchem Umfang er in seiner (jedenfalls unter dem Gesichtspunkt einer Heilung) hoffnungslosen Situation Schmerztherapie bzw. Palliativmedizin in Anspruch nehmen will.

Auch die zur Einschränkung der Sterbehilfe gelegentlich geforderte Bedingung, daß »eine Selbsttötung – auch mit Beihilfe – nicht mehr möglich ist«[149], halte ich bei näherer

148 So Alternativentwurf, 34.
149 So Birnbacher 1995b, 365.

Überlegung nicht für überzeugend. Ist die Selbsttötung nicht auch dann noch möglich, wenn der Betreffende sich in einem unbewachten Moment aus dem vierten Stockwerk eines Pflegeheimes stürzen kann? Und ist nicht selbst eine humane Form der Selbsttötung bei einem auch nur minimal handlungsfähigen Patienten unter optimaler ärztlicher Vorbereitung und Hilfestellung in der Form *immer* möglich, daß der Betreffende nur auf einen Knopf zu drücken braucht? Besteht aber wirklich ein nennenswerter ethischer Unterschied zwischen einer derartigen Beihilfe zur Selbsttötung und einer vom Betreffenden gewünschten Fremdtötung durch den Arzt?

Soviel zur objektiven Voraussetzung eines schweren, unheilbaren Leidens im Rahmen meines Regelungsvorschlags. Zur objektiven Voraussetzung eines gültigen Wunsches, d. h. einer wirksamen (ausdrücklichen oder mutmaßlichen) Ermächtigung möchte ich meinen bisherigen Ausführungen an dieser Stelle nur die folgenden kurzen Erläuterungen hinzufügen. Zunächst: Der Wunsch nach Sterbehilfe muß, um Kurzschlußentscheidungen möglichst auszuschließen, auf einer »reiflichen« Überlegung basieren. Dies wird in der Regel erfordern, daß dieser Wunsch in mehrfachen, durch gewisse Zeitabstände getrennten Gesprächen geäußert wird.

Außerdem sei in aller Deutlichkeit noch einmal darauf hingewiesen, daß ein Wunsch nach Sterbehilfe nur dann Folge einer in einem »aufgeklärten Zustand« durchgeführter Überlegung ist, wenn der Betreffende nicht nur über die eventuelle Möglichkeit einer Schmerztherapie, sondern vor allem auch über die fachmedizinisch begründete Prognose seines weiteren Befindens umfassend aufgeklärt ist. Bei einem Patienten, der eine solche Aufklärung etwa gar nicht wünscht (was natürlich legitim ist), scheidet Sterbehilfe deshalb aus.

Relativ ausführlich möchte ich nun auf das Erfordernis ein-

gehen, wonach aktive Sterbehilfe, soll sie legal sein, von einem *Arzt* durchgeführt werden muß. Denn es ist vor allem diese – etwa in den Niederlanden offiziell anerkannte – Rolle des Arztes als Sterbehelfers, die in unserer Gesellschaft von Ärztefunktionären und maßgebenden Juristen vehement abgelehnt wird. So heißt es beispielsweise im *Alternativentwurf* im Zusammenhang mit der von den Verfassern vorgeschlagenen Regelung eines dem Gericht freigestellten Strafverzichts in gewissen Extremfällen aktiver Sterbehilfe ganz betont, typische Fälle seien solche, »die sich im zwischenmenschlichen Jedermanns-Bereich und nicht in einem Behandlungsverhältnis abspielen«. Die vorgeschlagene Regelung sei nicht etwa »eine Vorschrift, die ausschließlich oder auch nur primär Ärzte betrifft«[150].
Von dieser Sichtweise unterscheidet sich meine Konzeption grundlegend. Nach ihr ist eine Sterbehilfe prinzipiell überhaupt nur zulässig, wenn sie von einem Arzt durchgeführt wird. Eine solche Konzeption ist vor allem zwei Einwänden ausgesetzt: 1. Sie sei unvereinbar mit unaufgebbaren Prinzipien ärztlicher Standesethik. 2. Sie trage jenen Fällen nicht Rechnung, in denen ärztliche Sterbehilfe nicht rechtzeitig erreichbar ist.
Der weitaus gravierendere ist der erste Einwand. Er besagt, daß es mit dem allgemeinen Heilungsauftrag des Arztes vollkommen unvereinbar sei, daß er unter irgendwelchen Umständen seinen Patienten tötet. An diesem Einwand ist sicher zutreffend, daß es im Normalfall tatsächlich die standesmoralische Pflicht des Arztes ist, Heilmaßnahmen durchzuführen, die dem Leben und der Gesundheit des Patienten dienen. Diese standesmoralische Pflicht des Arztes ist allerdings als solche nicht vom Himmel gefallen. Es gibt für sie einen guten Grund, der lautet: Menschen haben normalerweise ein überragendes Interesse an ihrem Leben und

150 Alternativentwurf, 35 f.

ihrer Gesundheit; und wer einen Arzt als Patient konsultiert, will im Normalfall aus eben diesem Interesse heraus ärztliche Heilmaßnahmen in Anspruch nehmen.
Nun gibt es aber offenbar Situationen, in denen eine Heilung nicht mehr möglich ist und in denen ein Patient aus diesem Grunde in seinem weiteren Leben keinen Sinn mehr sieht und sterben möchte. In seiner normalen Rolle als Heilender kann der Arzt diesem Patienten nicht mehr helfen. Trotzdem aber kann ihm niemand so gut helfen wie der Arzt. Erstens kann der Arzt – insbesondere der mit seinem Patienten eng vertraute Hausarzt – am besten überprüfen, ob die Voraussetzungen einer legitimen Sterbehilfe bei dem Patienten vorliegen. Und zweitens kann der Arzt am besten jene Art der Sterbehilfe wählen und in wirksamer Form anwenden, die dem Wunsch des sterbewilligen Patienten im einzelnen entspricht.
Es würde entweder an Zynismus grenzen oder aber Ausdruck einer merkwürdigen Halbherzigkeit sein, die Sterbehilfe einerseits zu legalisieren, andererseits jedoch gerade für Ärzte zu erschweren oder gar standesmoralisch zu verbieten.[151] Gleichwohl wird die entsprechende Auffassung, bezogen auf die Beihilfe zur Selbsttötung, seit je von den maßgeblichen Kreisen bei uns vertreten: Diese Beihilfe sei zwar rechtlich zulässig und solle es auch bleiben[152]; speziell dem Arzt in Ausübung seiner beruflichen Tätigkeit sei sie jedoch standesmoralisch zu untersagen[153]. Es ist bei unbe-

151 In diese Richtung geht in der Tat der Alternativentwurf (39), wenn er über aktive Tötungshandlungen in extremen Lebenssituationen befindet: »Sie können nicht medizinisch indiziert sein, sondern nur aus mitmenschlicher Solidarität geleistet werden«.

152 In diesem Sinn ausdrücklich Alternativentwurf, 32.

153 So heißt es etwa in dem Entwurf der Bundesärztekammer zur Neufassung der Richtlinien zur ärztlichen Sterbebegleitung vom April 1997 in sinngemäßer Übereinstimmung mit früheren Fassungen: »Auch die Mitwirkung des Arztes bei der Selbsttötung widerspricht dem ärztlichen Berufsethos« (*Ärzte Zeitung* 1997, Nr. 78, S. 11).

fangenem und konsequentem Denken schwer, sich auf derartige Positionen einen Reim zu machen. Man fühlt sich erinnert etwa an die ähnlich ambivalente Einstellung maßgeblicher Kreise in der Abtreibungsfrage: Die Frauen sollen zwar straffrei abtreiben können; auf eine medizinisch einfache und möglichst ungefährliche Art abzutreiben aber soll ihnen (durch Verbot der Abtreibungspille und spezieller Abtreibungspraxen) möglichst erschwert werden.
Dies bringt mich zurück zu dem standesethischen Dogma, ein Arzt dürfe in seiner beruflichen Funktion nur »Heilmaßnahmen« vornehmen. Eine Abtreibung etwa, die nicht zur Rettung von Leben oder Gesundheit der Schwangeren indiziert ist, ist – weder ihr noch gar dem Ungeborenen gegenüber – eine »Heilmaßnahme«. Warum also erklären unsere Ärztefunktionäre nicht die gewöhnliche Abtreibung durch den Arzt unmißverständlich für standesmoralisch unerlaubt? Und wie steht es mit Sterilisationen oder Schönheitsoperationen? Kann man diese Maßnahmen im Normalfall etwa als »Heilmaßnahmen« betrachten? Sofern sie im Einzelfall aber tatsächlich der Abhilfe von einem psychischen Leidenszustand dienen: Trifft dies auf die Maßnahme der Sterbehilfe nicht in einem viel höheren Grade zu? Und ist die sterbebegleitende Schmerztherapie eigentlich im klassischen Sinn eine »Heilmaßnahme« – bei einem Patienten, der gar keiner Art von Heilung mehr zugänglich ist? Warum also soll der Arzt nicht generell – ob durch »Heilmaßnahmen« oder nicht – seinen Patienten in dem Bereich helfen und ihren Interessen dienen dürfen, in dem er durch Ausbildung und Erfahrung mehr als jeder andere Fachmann Kompetenz besitzt?[154]

154 Daß die allermeisten Schönheitsoperationen tatsächlich dem (aufgeklärten, langfristigen) Interesse der Betroffenen dienen – es gibt nicht wenige Todesfälle und schwerste Gesundheitsschäden –, darf man mit Fug bezweifeln. Im übrigen möge man einmal die Honorare vergleichen, die ein Arzt für eine durchschnittliche Schönheitsoperation

Mit welcher absoluten Beliebigkeit die Gegner aktiver Sterbehilfe sich ihre Argumente ad hoc zurechtbiegen, zeigt aber nicht nur die Berufung auf den Arzt, der nichts als »heilen« dürfe. Fast noch grotesker ist in diesem Zusammenhang die in fast keiner Absage an die aktive Sterbehilfe fehlende Berufung auf den *Eid des Hippokrates*[155]. Dieser ächtet in der Tat die aktive Sterbehilfe. Aber: 1. Er ächtet ausdrücklich auch die Abtreibung. 2. Er ächtet ausdrücklich auch die Operation von Steinen (etwa der Blase, der Galle oder der Nieren). 3. Er ist über zweitausend Jahre alt und gibt unmittelbar nichts anderem als einer ganz bestimmten Arzt-Ethik seiner Zeit Ausdruck.

All dies bedeutet natürlich nicht, daß der *Eid des Hippokrates* etwa uninteressant wäre oder daß seine einzelnen Inhalte von vornherein keine Zustimmung verdienen könnten. Es bedeutet aber, daß der *Eid des Hippokrates* per se keine größere Autorität besitzen kann als irgendein anderes klassisches oder zeitgenössisches Dokument auf diesem Sektor[156] und daß jeder einzelne seiner Inhalte – das Verbot der Sterbehilfe nicht anders als das Verbot der Abtreibung oder das Verbot der Blasensteinoperation – je für sich kritisch geprüft und beurteilt werden muß.

Im Zusammenhang mit der Berufung auf den *Eid des Hippokrates* wird zum Zweck der Verurteilung aktiver Sterbehilfe gewöhnlich noch hinzugefügt, der Arzt dürfe sich niemals zum »Herrn über Leben und Tod« machen; er dürfe sich niemals ein »Unwerturteil« über das Leben seines Patienten »anmaßen«.

kassiert und die er für eine durchschnittliche Sterbehilfe kassieren könnte!

155 Für den Text siehe etwa Sass (Hrsg.) 1989, 351 f.

156 Ich denke beispielsweise an die bemerkenswerte Forderung nach aktiver Sterbehilfe im Werk des Thomas Morus (1960, 81), die, anders als die ablehnende Stellungnahme des Hippokrates, sogar den Ansatz zu einer Begründung enthält.

Beides aber tut der Arzt – sofern und soweit er es im Fall aktiver Sterbehilfe tut – ebenfalls im Fall indirekter sowie passiver Sterbehilfe. Auch hier führt er – auf der Basis eines Urteils über das Leben seines Patienten – wissentlich und willentlich dessen Tod herbei. Natürlich wäre der Patient in *jedem* Fall auch sonst gestorben; aber so, wie er tatsächlich stirbt (insbesondere zu dem Zeitpunkt, zu dem er stirbt), wird sein Tod durch den Arzt verursacht.

Man darf sich nicht darüber täuschen, daß diese Feststellung gerade auch auf die passive Sterbehilfe zutrifft. Ein Arzt, der den Patienten, der seiner Obhut anvertraut ist, durch den Verzicht auf weitere Behandlung oder gar den Abbruch einer laufenden Behandlung sterben läßt, ist eben nicht in der Position eines unbeteiligten Zuschauers, der nicht eingreift: Er läßt nicht bloß in einer unschuldigen Weise, wie gern gesagt wird, »der Natur ihren Lauf«. Er ist vielmehr im Rahmen seiner Möglichkeiten für das Schicksal seines Patienten verantwortlich und macht sich insofern durchaus zum »Herrn« über dessen Tod. Wer dies als ethisch unzulässig ansieht, muß konsequenterweise die Patientenautonomie, die zur passiven Sterbehilfe führt, insoweit einschränken, daß der Patient jedenfalls im Rahmen eines einmal bestehenden Behandlungsverhältnisses nicht mehr die Möglichkeit besitzt, mit dem Ziel, zu sterben, die zum Tode führende Einstellung weiterer Behandlung von seinem Arzt zu verlangen.[157]

Aber auch die sogenannte »Anmaßung eines Unwerturteils« trifft in einem gewissen Sinn auf alle drei Formen der Sterbehilfe in gleicher Weise zu: Der Arzt führt den Tod seines Patienten letztlich deshalb herbei, weil dessen weiteres Leben für diesen, insgesamt gesehen, einen negativen Wert besitzt. Bei der Beschreibung dieses Sachverhalts muß man sich jedoch vor einer naheliegenden Konfusion hüten,

157 Vgl. schon oben S. 68 f.

der manche Betrachter unwillkürlich erliegen und die sich andere nur allzu gern zunutze machen. Das Urteil des Arztes, das sich unmittelbar auf nichts anderes als auf das Vorliegen der Voraussetzungen legitimer Sterbehilfe richtet, enthält zwar dadurch mittelbar auch eine Aussage über den Wert des betreffenden Lebens. Diese mittelbare Aussage ist jedoch eine Feststellung über den Wert dieses Lebens – auf der Wertungsbasis des betroffenen Patienten selbst – und nicht eine Eigenwertung des Arztes! Gerade deshalb ist ja der Wunsch (sei er ausdrücklich oder mutmaßlich) des Patienten selbst eine für die Sterbehilfe unverzichtbare Voraussetzung. Man darf sich durch den bloßen Begriff des *Wertes* nicht verwirren lassen. Was hier auf seiten des Arztes vorgeht, ist im Prinzip nichts anderes, als wenn ich beispielsweise feststelle, daß Josef die Maria, weil er sie heiraten will, offenbar »liebenswert« findet – was ebenfalls in keiner Weise voraussetzt, daß *ich*, indem ich diese Feststellung treffe, auch meinerseits die Maria liebenswert finde. Es ist deshalb keineswegs der Fall, daß sich der Sterbehelfer unweigerlich ein eigenes Unwerturteil über das betreffende fremde Leben anmaßt.[158]

Damit komme ich zu einem weiteren häufig vorgetragenen Einwand gegen die Zulassung aktiver Sterbehilfe durch den Arzt. Er lautet, daß der Widerspruch einer solchen Zulassung zu dem traditionellen Heilungsauftrag des Arztes in der Praxis eine besonders gravierende Form annehme. Diese Zulassung führe nämlich unweigerlich zu einem *Recht* des schwerkranken Patienten, sich töten zu lassen, und damit automatisch zu einer ärztlichen *Pflicht*, die Tö-

158 Vgl. oben S. 73 f. Der hier bloßgestellte Fehler wird leider nicht nur von Denkern wie Dörner (siehe oben S. 156 f.) begangen. Auch ein Philosoph wie Leist (1996, 22 ff.) läßt es in diesem Punkt – durch das Postulat eines eigenständigen »Fürsorge-Prinzips« – zumindest an der nötigen Deutlichkeit fehlen.

tung vorzunehmen.[159] Auch diesem Einwand liegt, wie sich zeigen läßt, eine eindeutige Konfusion zugrunde.

Es muß unterschieden werden zwischen einem Abwehrrecht und einem Anspruchsrecht.[160] Eine Freigabe der aktiven Sterbehilfe mag zwar im Ergebnis auf ein *Abwehrrecht* auf Tötung oder Sterbehilfe hinauslaufen. Das heißt: Niemand darf den Betreffenden daran hindern, sich einverständlich von einem Arzt töten zu lassen. Etwas völlig anderes aber wäre ein *Anspruchsrecht* auf Tötung oder Sterbehilfe: In diesem Fall kann der Betreffende von einem anderen (also etwa seinem Arzt) verlangen, ihn zu töten; diesen anderen trifft dann eine Pflicht zur Tötung.

Diese fundamentale Unterscheidung, die in der Sterbehilfefrage immer wieder ignoriert wird, ist in einem (hierzulande) ideologisch unbelasteten Kontext offenbar für niemanden ein Problem. So würde niemand den Reformer, der für unverheiratete Frauen im Iran das Recht auf freien Sexualverkehr verlangt, mit dem Einwand konfrontieren, man dürfe doch keinen Mann zwingen, sich einer Frau sexuell zu widmen. Das Recht auf Sexualverkehr darf offensichtlich nur als Abwehrrecht und nicht als Anspruchsrecht verstanden werden.

Eine Freigabe aktiver Sterbehilfe führt also keineswegs automatisch zu einer entsprechenden Pflicht der Ärzte, Sterbehilfe zu gewähren. Es spricht angesichts der starken Gewissensgründe, die bei uns mit Sicherheit derzeit noch viele Ärzte gegen eine Praktizierung solcher Sterbehilfe haben, sogar einiges dafür, auch rechtlich klarzustellen, daß kein Arzt in irgendeiner Weise zu solcher Sterbehilfe genötigt werden darf.[161] Dem Interesse sterbewilliger Patienten

159 In diesem Sinn nicht nur zahlreiche populäre Stellungnahmen, sondern auch etwa Alternativentwurf, 37.

160 Vgl. oben S. 121.

161 Entsprechendes ordnet § 12, Abs. 1 Schwangerschaftskonfliktgesetz für den Schwangerschaftsabbruch an.

wäre unter diesen Umständen ausreichend gedient, wenn Krankenhäuser oder einschlägige Organisationen ihnen zur Sterbehilfe bereite Ärzte nennen würden.[162]

Somit gibt es keine guten Argumente dafür, im Unterschied zur passiven und zur indirekten Sterbehilfe ausgerechnet die aktive Sterbehilfe dem »Jedermanns-Bereich« zu überlassen (siehe oben S. 174). Durch alle drei Formen der Sterbehilfe kann der Tod des Patienten im Einklang mit seinem Wunsch am kompetentesten und sichersten durch einen Arzt herbeigeführt werden. Es ist außerdem schwer vorstellbar, daß eventuelle Mißbrauchsgefahren im »Jedermanns-Bereich« nicht eher größer als im ärztlichen Bereich sind. Vor allem aber kann unter gewissen Umständen, insbesondere im Fall eines drohenden langen und schmerzhaften Sterbeprozesses, eine direkte aktive Sterbehilfe eindeutig humaner als eine indirekte aktive oder eine passive Sterbehilfe sein.[163] Warum also soll der Patient gerade diese Form der Sterbehilfe *nicht* in seine Überlegungen und die Konsultationen seines Arztes einbeziehen dürfen?

Ja, warum sollen ausgerechnet bei der aktiven Sterbehilfe »die Folgen eines zu erwartenden Vertrauensverlustes gerade älterer und schwerkranker Menschen dem potentiell auch tötenden Arzt gegenüber unabsehbar« sein[164]? Werden Patienten, die ihrem Arzt eine illegitime *aktive* Sterbehilfe zutrauen, ihm nicht vermutlich ebenfalls eine illegitime *passive* Sterbehilfe zutrauen? Und könnte die offene Zulassung aktiver Sterbehilfe unter genau festgelegten Bedingungen nicht gerade bei älteren und schwerkranken

162 Dazu, daß es in Deutschland offenbar durchaus eine hinreichende Anzahl von Ärzten gibt, die gegen aktive Sterbehilfe keine Gewissensbedenken haben, siehe oben S. 132f.

163 Eindringlich in diesem Sinn Tugendhat 1994, 132. Für ein überzeugendes Beispiel siehe Quill 1994, 185ff.

164 So der prominente Chirurg Rudolf Pichlmayr, zitiert nach: *niedersächsisches ärzteblatt* 1997, Heft 6, S. 7.

Menschen vielleicht auch zu einem Vertrauens*gewinn* führen? Ich bekenne für meine Person offen, daß ich im Fall schwerer Krankheit lieber in einer von dem prominenten niederländischen Anästhesisten und Sterbehelfer Pieter Admiraal[165] als in einer von dem prominenten deutschen Psychiater und Sterbehilfegegner Klaus Dörner[166] geleiteten Krankenanstalt liegen möchte – und dies nicht einmal in erster Linie deshalb, weil unter Dörners Verantwortung in der von ihm geleiteten *Westfälischen Klinik für Psychiatrie, Psychosomatik und Neurologie* in Gütersloh »im Jahr 1990 ein Pfleger zehn Patienten getötet hat, weil er glaubte, sozusagen einen gesellschaftlichen Auftrag damit zu erfüllen«[167].

Nicht jedermann – und auch nicht Pfleger oder Krankenschwester, Angehöriger oder Freund des Patienten – sollte zur Sterbehilfe oder Beihilfe zur Selbsttötung autorisiert werden. Nicht anders als im Fall der lebensgefährlichen Operation sollte dieser ultimative Eingriff gerade aus Sicherheitsgründen allein dem Arzt im Einvernehmen mit dem Patienten gestattet sein.[168] Einer zusätzlichen Eindämmung von Mißbrauchsgefahren könnte dabei ein prozedurales Erfordernis legaler Sterbehilfe dienen, wie ich es in Absatz 2 des § 216a meines obigen Gesetzgebungsvorschlags (S. 170) formuliert habe. Ein solches Erfordernis

165 Für Admiraals Position und Begründung der Sterbehilfe siehe Admiraal 1991 sowie Admiraal 1996.

166 Zu Dörners Sterbehilfekritik und Art zu argumentieren siehe oben S. 155 ff.

167 So *Der Spiegel* (1994, Nr. 11, S. 79) en passant in einem Interview mit Dörner, in dem dieser wieder einmal ein großes Publikum darüber aufklären durfte, daß sich die »heutige Diskussion über Euthanasie« von der »NS-Vergangenheit« nicht »trennen läßt«, da beide »interessanterweise eine gemeinsame Wurzel« haben (S. 69).

168 Eine umfassende medizinethische Ausbildung im Rahmen des Medizinstudiums erscheint unter diesem Aspekt allerdings als dringend notwendig.

würde kriminelle Machenschaften ebenso wie Unvorsichtigkeit oder Leichtsinn auf seiten des tötenden Arztes erheblich erschweren: Jeder Arzt, der Sterbehilfe leistet, müßte damit rechnen, im Zweifelsfall wegen Mordes bzw. Totschlags angezeigt und – unter Überprüfung der von ihm und seinem Kollegen angefertigten Protokolle – zur Verantwortung gezogen zu werden.

Ist aber mein Vorschlag, indem er Sterbehilfe *ausschließlich* durch den Arzt gestatten will, nicht unter Umständen vielleicht zu restriktiv? Muß eine Sterbehilfe nicht zumindest immer dann, wenn ärztliche Hilfe nicht erreichbar ist, von jedermann legal geleistet werden können? Das folgende, häufig angeführte Beispiel legt dies in der Tat nahe: Ein Lastwagenfahrer ist nach einem Unfall im Führerhaus seines brennenden LKW eingeklemmt. Als er selbst zu brennen beginnt, bittet er seinen Beifahrer, ihn zu töten.

Derartige Sterbehilfesituationen von äußerster Dringlichkeit sind – zumindest in Friedenszeiten – mit Sicherheit sehr selten. Dies ist nun zwar kein Grund, sie einfach zu ignorieren. Sie lassen sich jedoch – nach einer von vielen unserer Strafrechtsexperten vertretenen, von mir geteilten Meinung – auch ohne jede Gesetzesänderung bzw. Gesetzesergänzung zufriedenstellend lösen. Das rechtliche Instrument hierfür bildet der sogenannte »übergesetzliche entschuldigende Notstand«. Danach kann eine an sich rechtlich unzulässige Tötung unter der Bedingung als entschuldigt und somit von der Strafverfolgung ausgeschlossen gelten, daß sich die Tötung für den Täter, der sich in einem schweren ethischen Gewissenskonflikt befindet, als ultima ratio darstellt. Diese Bedingung aber kann auch in »Extremsituationen« einer »aktiven direkten Sterbehilfe« erfüllt sein.[169]

Charakteristisch für diese Lösung ist zum einen, daß die Voraussetzungen des »übergesetzlichen entschuldigenden

169 Siehe Lenckner 1997, Randnummer 117.

Notstands« sehr unbestimmter Natur sind und daß die Straflosigkeit der von einem solchen Notstand erfaßten Sterbehilfe deshalb in sehr hohem Maße vom Ermessen des Gerichts abhängt, und zum anderen, daß eine unter diesem Gesichtspunkt straflose Sterbehilfe nach wie vor, da nur »entschuldigt«, als objektiv im Widerspruch zur Rechtsordnung stehend betrachtet werden muß.

Beide Aspekte erscheinen mir als wohlbegründet. Denn die betreffenden »Extremsituationen«, in denen ärztliche Hilfe nicht erreichbar ist, sind erstens, wie schon gesagt, äußerst selten. Und es dürfte zweitens dem potentiellen Sterbehelfer aus dem »Jedermanns-Bereich« in einer solchen Streßsituation kaum möglich sein, die Kriterien rechtlich zugelassener Sterbehilfe mit der objektiv gebotenen Sorgfalt zu überprüfen. Beide Gesichtspunkte sprechen dagegen, für solche Fälle das allgemeine Verbot der Tötung auf Verlangen von vornherein durch eine Sonderregelung außer Kraft zu setzen, anstatt aufgrund einer richterlichen Würdigung des Einzelfalles gegebenenfalls wegen fehlender Schuld von Strafe abzusehen.

Beide Gesichtspunkte treffen jedoch, wie im Vorangehenden deutlich geworden ist, auf den Bereich der ärztlichen Sterbehilfe gerade *nicht* zu: Ärztliche Sterbehilfe ist weder äußerst selten indiziert[170], noch ist sie in hohem Maße irrtumsanfällig. Auch sie im Zwielicht der objektiven Illegalität bei eventueller Straflosigkeit zu belassen, muß deshalb als sehr fragwürdig erscheinen. Ein solches Vorgehen würde jene Ärzte, die *nicht* prinzipielle Gegner jeder Sterbehilfe sind, sondern unter ethisch einsichtigen Bedingungen Sterbehilfe billigen, nur extrem verunsichern. Und es könnte manche dieser Ärzte zu einer kriterienfreien und eben deshalb für den Patienten gefährlichen Ad hoc-Prakti-

170 Sehr deutlich gegen die Behauptung, daß es sich hier um »Ausnahmefälle« handle, Quill 1994, 22, 29 und 198.

zierung von Sterbehilfe geradezu verleiten. Außerdem wäre jede ärztliche Sterbehilfe – selbst eine Sterbehilfe, die kein Richter im Ergebnis ahnden würde – wegen ihrer objektiven Rechtswidrigkeit der folgenden Gefahr ausgesetzt: Jedermann – so etwa ein weltanschaulicher Fanatiker in der Person eines anderen Arztes oder eines Pflegers – wäre unter dem Gesichtspunkt der Nothilfe rechtlich befugt, die von dem Patienten selbst gewünschte Sterbehilfetötung gewaltsam zu verhindern.[171]

Wenn die Verfasser des *Alternativentwurfs* gleichwohl an der Rechtswidrigkeit jeder aktiven Sterbehilfe festhalten und es lediglich dem richterlichen Ermessen freistellen wollen, im Einzelfall von Strafe abzusehen[172], so ist dies nichts anderes als Augenwischerei. Man will zwar in einigen wenigen Extremfällen die Problematik entschärfen; man wird dadurch aber weder den Bedürfnissen zahlreicher leidender Menschen nach Hilfe noch den Bedürfnissen zahlreicher hilfsbereiter Ärzte nach einer offenen, klaren und in sich stimmigen Regelung gerecht. Wenn es außer dem *Alternativentwurf* zum derzeit geltenden Sterbehilferecht keine andere Alternative gäbe, so hätten jene durchaus recht, die gern verkünden: »Wir brauchen keine neuen Gesetze zur Sterbehilfe«[173].

171 Ausführlich hierzu im Vergleichsfall der Abtreibung Hoerster 1995a, 184 ff.

172 Siehe Alternativentwurf, 34. Der Vorschlag geht der Sache nach über die oben angeführte Notstandslösung in keiner Weise hinaus.

173 So der Vorsitzende Richter am Bundesgerichtshof Klaus Kutzer in einem Rechtsgespräch, in: *Zeitschrift für Rechtspolitik* 1997, S. 117.

Nachwort

In dem Bericht über die 1996 unter deutschen Ärzten durchgeführte Umfrage zur Sterbehilfe, aus dem schon in Kapitel 8 zitiert wurde, heißt es: »Alter und Tod werden für die Gesellschaft zunehmend ein Tabu, und viele Mediziner leiden unter der Last, die ihnen damit aufgebürdet wird. 39 Prozent der Krankenhausärzte und 24 Prozent der niedergelassenen geben an, mitunter nicht klar zwischen legaler und illegaler Sterbehilfe unterscheiden zu können. ›Einerseits betonen sie, sie hätten da ihre eigenen Mittel, und wollen die Sache nicht beim Namen nennen, andererseits fühlen sie sich vom Gesetzgeber im Stich gelassen und wursteln sich eben so durch‹, sagt Dr. Renate Kirschner vom Berliner EFB-Institut. Viele Ärzte wollen jedoch heraus aus dieser Grauzone, die ihr Gewissen belastet. Jeder zweite fordert eine offene Diskussion der ›Situationen, in denen Patienten durch Ärzte unter bestimmten Bedingungen getötet werden dürfen‹. Sie wollen die Diskussion um so dringlicher, je jünger sie sind und je häufiger sie mit Schwerstkranken zu tun haben.«[174]

Diese Sätze sprechen für sich. Zwar mag es trotz allem der Fall sein, daß wir auf dem Gebiet der Sterbehilfe keine neuen Gesetze brauchen. Aber besteht nicht, bevor wir dieses wissen können, über die *alten* Gesetze ein ernsthafter Diskussionsbedarf?

Unsere Ärztefunktonäre wie unsere Rechtsexperten sehen einen solchen Diskussionsbedarf derzeit nicht. Sie wiederholen die altbekannten Schlagworte zur moralischen Einschüchterung der Öffentlichkeit, zitieren sich vor allem gegenseitig und lassen kritische Einwände und Anfragen

174 *Stern* 1996, Nr. 49, S. 72.

unerörtert. Abschließend seien für diese Haltung nochmals zwei Beispiele angeführt.
Der »Papst« des deutschen Arztrechts, Adolf Laufs, begründet in seinem Standardwerk auf diesem Gebiet die Unzulässigkeit aktiver Sterbehilfe hauptsächlich mit zwei Zitaten aus den Schriften gleichgesinnter Kollegen. Zum ersten übernimmt er die Warnung: »Denn nie mehr könnte ein Leidender, dessen Beschwerden ernstlich sind, den Arzt an sein Lager treten sehen, ohne die bange Frage in sich auftauchen zu fühlen, ob der Arzt als Helfer komme oder als Mörder«. Und zum zweiten schließt er sich der Auffassung an, die aktive Sterbehilfe verletze den »Respekt vor dem Leben und der Autonomie« und verletze damit »Sicherungen, mit denen die Sintflut eines moralischen Abstiegs von unserer Welt ferngehalten werden kann«[175].
Mit ganz ähnlichen »Argumenten« wurden aktive Sterbehilfe und Suizidassistenz durch den Arzt – unter dem Motto »Angriffe auf das ärztliche Gewissen im Mantel der Humanität« – auf einer Ärztetagung zu der Thematik am 15. April 1997 in Hannover von den Referenten einhellig abgelehnt.[176] In diesem Zusammenhang ein persönliches Erlebnis: Nachdem ich als Referent aus dem Bereich der Rechtsphilosophie von den Veranstaltern (der Ärztekammer Niedersachsen, der Akademie für ärztliche Fortbildung Niedersachsen und der Akademie für Ethik in der Medizin[177]) zu dieser Tagung in aller Form eingeladen worden war, wurde ich zwei Tage, nachdem ich auf einer Veranstaltung der Katholischen Akademie Trier zur Sterbehilfe von randalierenden Störtrupps an meinem Referat

175 Laufs 1993, 158 bzw. 160.
176 Siehe *niedersächsisches ärzteblatt* 1997, Heft 6, S. 6 ff. Vgl. auch die Kritik an der Haltung der deutschen Ärzteschaft von Sattler 1996, 74 ff.
177 An der Spitze dieser Organisationen stehen namhafte Medizinprofessoren.

gewaltsam gehindert worden war und unter Polizeischutz die Stadt hatte verlassen müssen[178], von den Veranstaltern wieder ausgeladen. Als derartig unangepaßt und somit unerwünscht hatte man meine Position zum Zeitpunkt der Einladung wohl nicht eingeschätzt.

Unsere Ärztefunktionäre und Rechtsgelehrten werden ihre selbstgefällige Einstellung zu diesen Fragen auch in Zukunft wohl erst ändern, wenn unsere Politiker – unter dem Druck der Bevölkerung – nach Reformvorschlägen Ausschau halten. Ich habe dieses Buch deshalb nicht für diese geistigen Führungskräfte, sondern für solche weniger prominenten Mitbürger geschrieben, denen auch der schönste Konsens zwischen Politik und Kirche, Jurisprudenz und Ärztekammern noch kein ausreichender Beweis für die Richtigkeit einer ethischen Position ist.

Vielleicht wird sich meine oder eine ähnlich liberale Position zur Sterbehilfe in unserer Gesellschaft nie durchsetzen. Ich halte es auch nicht für ausgeschlossen, daß ich selbst aufgrund neuer Argumente von dieser Position wieder abrücke. Was ich mir jedoch schwer vorstellen kann, ist, daß es sich eine freie und aufgeklärte Gesellschaft leisten kann, in der Frage der Sterbehilfe, die potentiell für jeden Bürger von erheblicher Bedeutung ist, auf einem *Argumentationsniveau*, wie es derzeit bei uns herrschend ist, auf Dauer zu verharren.

178 Ausführliche Berichte über die Vorgänge finden sich in: *Trierischer Volksfreund* 1997, Nr. 28, S. 1, 2 und 6.

Literatur

Admiraal, Pieter 1991: Is there a Place for Euthanasia?, in: Bioethics News, No. 4, 10-22

– 1996: 20 Jahre Erfahrung mit der Euthanasie in den Niederlanden, Berliner Medizinethische Schriften, Heft 2, Dortmund

Alternativentwurf eines Gesetzes über Sterbehilfe 1986, Stuttgart

Angstwurm, Heinz 1995: Der Tod des Gehirns als sicheres Todeszeichen des Menschen, in: Politische Studien, Januar/Februar, 60-67

Apostolischer Stuhl 1980: Erklärung der Kongregation für die Glaubenslehre zur Euthanasie, Bonn

Barnard, Christiaan 1983: Glückliches Leben – Würdiger Tod, München

Bauer, Fritz u.a. (Hrsg.) 1963: Sexualität und Verbrechen, Frankfurt am Main

Bernat, Erwin 1995: Behandlungsabbruch und (mutmaßlicher) Patientenwille, in: Recht der Medizin, 51-61

Binding, Karl/Hoche, Alfred 1920: Die Freigabe der Vernichtung lebensunwerten Lebens, Leipzig

Birnbacher, Dieter 1992: Selbstmord und Selbstmordvorsorge aus ethischer Sicht, in: Anton Leist (Hrsg.), Um Leben und Tod, 2. Aufl., Frankfurt am Main, 395-422

– 1995a: Definitionen, Kriterien, Desiderate, in: Universitas, 343-356

– 1995b: Tun und Unterlassen, Stuttgart

Die deutschen Bischöfe 1975: Das Lebensrecht des Menschen und die Euthanasie, Bonn

Dörner, Klaus 1989: Wenn Mitleid tödlich wird, in: Der Spiegel, Nr. 34, 173-176

– 1991: Buchbesprechung von: H.H. Atrott/H. Pohlmeier (Hrsg.), Sterbehilfe in der Gegenwart (1990), in: Suizidprophylaxe, 157-161

– 1993: Tödliches Mitleid, 3. Aufl., Gütersloh

– 1996: Hält der BGH die »Freigabe der Vernichtung lebensunwerten Lebens« wieder für diskutabel?, in: Zeitschrift für Rechtspolitik, 93-95

Drewermann, Eugen 1991: Kleriker, München

Dworkin, Ronald 1994: Die Grenzen des Lebens, Reinbek

Eibach, Ulrich 1997: Medizin und Menschenwürde, 5. Aufl., Wuppertal

Eser, Albin 1976: Neues Recht des Sterbens? Einige grundsätzliche Betrachtungen, in: Albin Eser (Hrsg.), Suizid und Euthanasie, Stuttgart, 392-407

– 1985: Sterbehilfe und Euthanasie in rechtlicher Sicht, in: Volker Eid (Hrsg.), Euthanasie oder Soll man auf Verlangen töten?, 2. Aufl., Mainz, 45-70

– 1986: Freiheit zum Sterben – Kein Recht auf Tötung, in: Juristenzeitung, 786-795

– 1989: Sterbehilfe, in: Albin Eser u.a. (Hrsg.), Lexikon Medizin, Ethik, Recht, Freiburg, 1095-1100

– 1997: Vorbemerkungen zu § 211 ff., in: Schönke/Schröder, Strafgesetzbuch, 25. Aufl., München

Foot, Philippa 1992: Euthanasie, in: Anton Leist (Hrsg.), Um Leben und Tod, 2. Aufl., Frankfurt am Main, 285-317

Gemeinsame Erklärung des Rates der Evangelischen Kirche in Deutschland und der Deutschen Bischofskonferenz 1989: Gott ist ein Freund des Lebens, Gütersloh

Giesen, Dieter 1990: Ethische und rechtliche Probleme am Ende des Lebens, in: Juristenzeitung, 929-943

Gordijn, Bert 1997: Euthanasie in den Niederlanden – eine kritische Betrachtung, Berliner Medizinethische Schriften, Heft 19, Dortmund

Guckes, Barbara 1997: Das Argument der schiefen Ebene, Stuttgart

Hegselmann, Rainer 1992: Moralische Aufklärung, moralische Integrität und die schiefe Bahn, in: Rainer Hegselmann/Reinhard Merkel (Hrsg.), Zur Debatte über Euthanasie, 2. Aufl., Frankfurt am Main, 197-226

Heilige Schrift 1980: Einheitsübersetzung, Stuttgart

Herzberg, Rolf Dietrich 1996: Sterbehilfe als gerechtfertigte Tötung im Notstand?, in: Neue Juristische Wochenschrift, 3043-3049

Hoerster, Norbert 1983: Moralbegründung ohne Metaphysik, in: Erkenntnis, 225-238

– 1995a: Abtreibung im säkularen Staat, 2. Aufl., Frankfurt am Main
– 1995b: Neugeborene und das Recht auf Leben, Frankfurt am Main
– 1997: Definition des Todes und Organtransplantation, in: Universitas, 42-52
Hoppe, Jörg-Dietrich 1995: Eine gezielte Lebensverkürzung ist unzulässig, in: Frankfurter Rundschau, Nr. 136, 22
– 1996: Sterbehilfe und Euthanasie müssen für eine humane Gesellschaft Tabus bleiben, in: Ärzte Zeitung, Nr. 210, 11
Jung, Mathias 1995: Verweigertes Leben – Verweigerter Tod, Erlangen
Katechismus der Katholischen Kirche 1993, München
Keller, Martina 1996: Sterbe, wer will?, in: Die Zeit, Nr. 39, 11-14
Kennedy, Ludovic 1991: Sterbehilfe, München
Klein, Martin 1995: Hirntod: Vollständiger und irreversibler Verlust aller Hirnfunktionen?, in: Ethik in der Medizin, 6-15
Koch, Hans-Georg 1991: Bundesrepublik Deutschland, in: Albin Eser/Hans-Georg Koch (Hrsg.), Materialien zur Sterbehilfe, Freiburg
Küng, Hans 1995: Menschenwürdig sterben, in: Walter Jens/Hans Küng, Menschenwürdig sterben, München, 15-85
Kuhlmann, Andreas 1995: Sterbehilfe, Reinbek
Kuhse, Helga 1994: Die »Heiligkeit des Lebens« in der Medizin, Erlangen
– 1996: Sanctity of life, voluntary euthanasia and the Dutch experience: Some implicatons for public policy, in: Monash Bioethics Review, No. 4, 13-26
Kuitert, Harry M. 1991: Der gewünschte Tod, Gütersloh
Laufs, Adolf 1993: Arztrecht, 5. Aufl., München
Leist, Anton 1996: Das Dilemma der aktiven Euthanasie, Berliner Medizinethische Schriften, Heft 5, Dortmund
Lenckner, Theodor 1997: Vorbemerkungen zu § 32 ff., in: Schönke/Schröder, Strafgesetzbuch, 25. Aufl., München
Linke, Detlef Bernhard 1991: In Würde altern und sterben, Gütersloh
Mackie, John L. 1981: Ethik, Stuttgart
Merkel, Reinhard 1992: Teilnahme am Suizid, Tötung auf Verlan-

gen, Euthanasie, in: Rainer Hegselmann/Reinhard Merkel (Hrsg.), Zur Debatte über Euthanasie, 2. Aufl., Frankfurt am Main, 71-127
– 1995: Tödlicher Behandlungsabbruch und mutmaßliche Einwilligung bei Patienten im apallischen Syndrom, in: Zeitschrift für die gesamte Strafrechtswissenschaft, 545-575
Morus, Thomas 1960: Utopia, in: Klaus J. Heinisch (Hrsg.), Der utopische Staat, Reinbek, 7-110
Papst Johannes Paul II. 1995: Enzyklika Evangelium vitae über den Wert und die Unantastbarkeit des menschlichen Lebens, Bonn
Patzig, Günter 1987: Wertvorstellungen und Leitbilder ärztlichen Handelns: Philosophische Aspekte, in: Allgemeinmedizin, 9-16
Quill, Timothy 1994: Das Sterben erleichtern, München
Rest, Franco 1992: Das kontrollierte Töten, Gütersloh
Sass, Hans-Martin (Hrsg.) 1989: Medizin und Ethik, Stuttgart
Sattler, Christoph 1996: Selbstbestimmt sterben, Frankfurt am Main
Schmuhl, Hans-Walter 1987: Rassenhygiene, Nationalsozialismus, Euthanasie, Göttingen
Schockenhoff, Eberhard 1992: Den eigenen Tod annehmen, in: Hermann Hepp (Hrsg.), Hilfe zum Sterben? – Hilfe beim Sterben?, Düsseldorf, 108-126
Schöch, Heinz 1986: Menschenwürdiges Sterben und Strafrecht, in: Zeitschrift für Rechtspolitik, 236-239
Schöne-Seifert, Bettina 1995: Vernunft und Unvernunft im Streit um den Hirntod, in: Johannes Hoff/Jürgen in der Schmitten (Hrsg.), Wann ist der Mensch tot?, Reinbek, 477-485
Schreiber, Hans-Ludwig 1995: Sterben lassen ja – töten nein, in: Politische Studien, März/April, 93-106
Seneca, L. Annaeus 1974: Philosophische Schriften, Dritter Band, Darmstadt
Singer, Peter 1994: Rethinking Life & Death, New York
Spaemann, Robert 1977: Einsprüche, Einsiedeln
– 1990a: Geleitwort, in: Till Bastian (Hrsg.), Denken – Schreiben – Töten, Stuttgart, 7-8
– 1990b: Die grausame Logik des Hedonismus, in: Frankfurter Allgemeine Zeitung, Nr. 202, 35

– 1991: Die Herausforderung des ärztlichen Berufsethos durch die medizinische Wissenschaft, in: Medizinische Klinik, 595-600

Tolmein, Oliver 1990: Geschätztes Leben, Hamburg

Tugendhat, Ernst 1994: Das Euthanasieproblem in philosophischer Sicht, in: Logos, 123-138

Uhlenbruck, Wilhelm 1996: Patiententestament, Betreuungsverfügung und Vorsorgevollmacht: Zur Selbstbestimmung im Vorfeld des Todes, Berliner Medizinethische Schriften, Heft 8, Dortmund

Walter, Franz 1935: Die Euthanasie und die Heiligkeit des Lebens, München

Wettstein, R. Harri 1995: Leben- und Sterbenkönnen, Bern

Wilms, Heiner/Jäger, York 1988: Menschenwürde und Tötung auf Verlangen, in: Zeitschrift für Rechtspolitik, 41-46

Wuermeling, Hans-Bernhard 1991: Töten oder sterben lassen?, in: August Wilhelm von Eiff (Hrsg.), Verantwortung für das menschliche Leben, Düsseldorf, 93-102

suhrkamp taschenbücher wissenschaft
Soziologie, Theorie der Gesellschaft

Adorno: Einleitung in die Musiksoziologie. stw 142
– Prismen. stw 178
– Soziologische Schriften I. stw 306
Assmann/Hölscher (Hg.): Kultur und Gedächtnis. stw 724
Baecker: Womit handeln Banken? stw 946
Beck/Bonß (Hg.): Weder Sozialtechnologie noch Aufklärung? stw 715
Bendix: Freiheit und historisches Schicksal. stw 390
– Könige oder Volk. stw 338
Berg/Fuchs (Hg.): Kultur, soziale Praxis, Text. stw 1051
Bertram (Hg.): Gesellschaftlicher Zwang und moralische Autonomie. stw 450
Bonß/Honneth (Hg.): Sozialforschung als Kritik. stw 400
Bourdieu: Entwurf einer Theorie der Praxis. stw 291
– Die feinen Unterschiede. stw 658
– Homo academicus. stw 1002
– Sozialer Raum und »Klassen«. Leçon sur la leçon. stw 500
– Zur Soziologie der symbolischen Formen. stw 107
– *siehe auch Eder*
– *siehe auch Gebauer/Wulf*
Bourdieu u. a.: Eine illegitime Kunst. stw 441
Brandt: Arbeit, Technik und gesellschaftliche Entwicklung. stw 780
Bude: Bilanz der Nachfolge. stw 1020
Cicourel: Methode und Messung in der Soziologie. stw 99
Claessens: Kapitalismus und demokratische Kultur. stw 1041
Coulmas: Die Wirtschaft mit der Sprache. stw 977
Cremerius (Hg.): Die Rezeption der Psychoanalyse in der Soziologie, Psychologie und Theologie im deutschsprachigen Raum bis 1940. stw 296
Dahme: *siehe Simmel*
Duby: Ritter, Frau und Priester. stw 735
Durkheim: Erziehung, Moral und Gesellschaft. stw 487
– Die Regeln der soziologischen Methode. stw 464
– Der Selbstmord. stw 431
– Soziologie und Philosophie. stw 176
– Über soziale Arbeitsteilung. stw 1005
Dux: Die Logik der Weltbilder. stw 370
– Die Zeit in der Geschichte. stw 1025
Edelstein/Habermas (Hg.): Soziale Interaktion und soziales Verstehen. stw 446
Edelstein/Keller (Hg.): Perspektivität und Interpretation. stw 364
Edelstein/Nunner-Winkler (Hg.): Zur Bestimmung der Moral. stw 628

205/1/8.92

205/2/8.92

suhrkamp taschenbücher wissenschaft
Soziologie, Theorie der Gesellschaft

Greiffenhagen: Das Dilemma des Konservatismus in Deutschland. stw 634

Groethuysen: Die Entstehung der bürgerlichen Welt- und Lebensanschauung in Frankreich. 2 Bde. stw 256

Groh: Anthropologische Dimensionen der Geschichte. stw 992

Habermas: Strukturwandel der Öffentlichkeit. stw 891

– Zur Logik der Sozialwissenschaften. stw 517

– Zur Rekonstruktion des Historischen Materialismus. stw 154

– *siehe auch Edelstein/Habermas*

– *siehe auch Honneth/Joas*

Haferkamp (Hg.): Sozialstruktur und Kultur. stw 793

Haferkamp/Schmid (Hg.): Sinn, Kommunikation und soziale Differenzierung. Beiträge zu Luhmanns Theorie sozialer Systeme. stw 667

Hahn/Kapp (Hg.): Selbstthematisierung und Selbstzeugnis: Bekenntnis und Geständnis. stw 643

Halbwachs: Das Gedächtnis und seine sozialen Bedingungen. stw 538

Haupert/Schäfer: Jugend zwischen Kreuz und Hakenkreuz. stw 952

Hausen/Nowotny (Hg.): Wie männlich ist die Wissenschaft? stw 590

Heinsohn: Privateigentum, Patriarchat, Geldwirtschaft. stw 455

Hirschauer: Die soziale Konstruktion der Transsexualität. stw 1045

Hörning/Gerhard/Michailow: Zeitpioniere. stw 909

Honig: Verhäuslichte Gewalt. stw 857

Honneth: Kritik der Macht. stw 738

Honneth/Joas (Hg.): Kommunikatives Handeln. Beiträge zu Jürgen Habermas' »Theorie des kommunikativen Handelns«. stw 625

Institut für Sozialforschung (Hg.): Kritik und Utopie im Werk von Herbert Marcuse. stw 1037

Jäger (Hg.): Kriminologie im Strafprozeß. stw 309

Jaeggi: Theoretische Praxis. stw 149

Joas: Pragmatismus und Gesellschaftstheorie. stw 1018

– Praktische Intersubjektivität. stw 765

Joas (Hg.): Das Problem der Intersubjektivität. stw 573

Joas/Steiner (Hg.): Machtpolitischer Realismus und pazifistische Utopie. stw 792

Joerges (Hg.): Technik im Alltag. stw 755

Jokisch (Hg.): Techniksoziologie. stw 379

Jung/Müller-Doohm (Hg.): Wirklichkeit im Deutungsprozeß. stw 1048

Kempski: Schriften 1-3. stw 922- 924

205/3/8.92

suhrkamp taschenbücher wissenschaft
Soziologie, Theorie der Gesellschaft

- Brechungen. stw 922
- Recht und Politik. stw 923
- Prinzipien der Wirklichkeit. stw 924

Kern/Schumann: Industriearbeit und Arbeiterbewußtsein. stw 549

Kettler/Meja/Stehr: Politisches Wissen. stw 649

Kippenberg/Luchesi (Hg.): Magie. Die sozialwissenschaftliche Kontroverse über das Verstehen fremden Denkens. stw 674

Kocka (Hg.): Interdisziplinarität. stw 671

Korte: *siehe unter Elias*

Lenhardt: Schule und bürokratische Rationalität. stw 466

Lenski: Macht und Privileg. stw 183

Lepenies: Melancholie und Gesellschaft. stw 967

Lepenies (Hg.): Geschichte der Soziologie. 4 Bde. stw 367

Löwenthal: Schriften 1-5. stw 901-905

Luckmann: Die unsichtbare Religion. stw 947

Lüderssen/Sack (Hg.): Vom Nutzen und Nachteil der Sozialwissenschaften für das Strafrecht. 2 Bde. stw 327

- Seminar: Abweichendes Verhalten I-IV. 4 Bde. stw 84-87

Luhmann: Funktion der Religion. stw 407

- Legitimation durch Verfahren. stw 443
- Soziale Systeme. stw 666
- Die Wissenschaft der Gesellschaft. stw 1001
- Zweckbegriff und Systemrationalität. stw 12
- *siehe auch Haferkamp/Schmid*
- *siehe auch Welker; Welker/Krawietz*

Luhmann/Fuchs: Reden und Schweigen. stw 848

Luhmann/Pfürtner (Hg.): Theorietechnik und Moral. stw 206

Luhmann/Schorr: Reflexionsprobleme im Erziehungssystem. stw 740

Luhmann/Schorr (Hg.): Zwischen Absicht und Person. stw 1036

- Zwischen Anfang und Ende. stw 898
- Zwischen Intransparenz und Verstehen. stw 572
- Zwischen Technologie und Selbstreferenz. stw 391

Luhmann/Spaemann: Paradigm lost: Über die ethische Reflexion der Moral. stw 797

Mannheim: Konservatismus. stw 478

- Strukturen des Denkens. stw 298
- *siehe Kettler/Meja/Stehr*

Mead: Geist, Identität und Gesellschaft. stw 28

- Gesammelte Aufsätze. Bd. 1. stw 678
- Gesammelte Aufsätze. Bd. 2. stw 679
- *siehe auch Joas*

Meja/Stehr (Hg.): Der Streit um die Wissenssoziologie. stw 361

205/4/8.92

suhrkamp taschenbücher wissenschaft
Soziologie, Theorie der Gesellschaft

Mommsen: Max Weber. stw 53
Moore: Ungerechtigkeit. stw 692
Müller: Sozialstruktur und Lebensstil. stw 982
Münch: Dialektik der Kommunikationsgesellschaft. stw 880
– Die Struktur der Moderne. stw 978
– Theorie des Handelns. stw 704
Niemitz (Hg.): Erbe und Umwelt. stw 646
Nowotny: Eigenzeit. stw 1052
Oakes: Die Grenzen kulturwissenschaftlicher Begriffsbildung. stw 859
Oser: Moralisches Urteil in Gruppen. stw 335
Otto/Sünker (Hg.): Politische Formierung und soziale Erziehung im Nationalsozialismus. stw 927
– Soziale Arbeit und Faschismus. stw 762
Parsons: Gesellschaften. stw 106
– *siehe auch Schluchter (Hg.): Verhalten*
– *siehe auch Schütz/Parsons*
Plessner: Die verspätete Nation. stw 66
Rammstedt: Deutsche Soziologie 1933-1945. stw 581
– *siehe auch Simmel*
Ribeiro: Der zivilisatorische Prozeß. stw 433
Rosenbaum: Formen der Familie. stw 374
– Proletarische Familien. stw 1029
Rosenbaum (Hg.): Familie und Gesellschaftsstruktur. stw 244
Rossi: Vom Historismus zur historischen Sozialwissenschaft. stw 699
Roth: Politische Herrschaft und persönliche Freiheit. stw 680
Sachße/Engelhardt (Hg.): Sicherheit und Freiheit. stw 911
Schluchter: Aspekte bürokratischer Herrschaft. stw 492
– Rationalismus der Weltbeherrschung. stw 322
– Religion und Lebensführung. 2 Bde. stw 961/962
Schluchter (Hg.): Max Webers Sicht des antiken Christentums. stw 548
– Max Webers Sicht des Islam. stw 638
– Max Webers Sicht des okzidentalen Christentums. stw 730
– Max Webers Studie über das antike Judentum. stw 340
– Max Webers Studie über Hinduismus und Buddhismus. stw 473
– Max Webers Studie über Konfuzianismus und Taoismus. stw 402
– Verhalten, Handeln und System. Talcott Parsons' Beitrag zur Entwicklung der Sozialwissenschaften. stw 310
Schöfthaler/Goldschmidt (Hg.): Soziale Struktur und Vernunft. stw 365
Schröter: »Wo zwei zusammenkommen in rechter Ehe ...« stw 860
Schütz: Das Problem der Relevanz. stw 371

205/5/8.92

205/6/8.92